Peseschkian/Sachse

**Mit Diabetes
komm' ich klar**

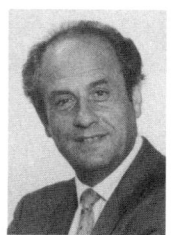

Prof. Dr. med. Nossrat Peseschkian ist u. a. Facharzt für Neurologie Psychotherapeutische Medizin. Er ist Begründer der Positiven Psychotherapie und Autor vieler erfolgreicher Ratgeber zu diesem Thema.

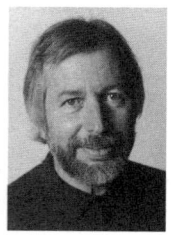

Prof. Dr. med. Günther Sachse ist Ärztlicher Direktor der Deutschen Klinik für Diagnostik in Wiesbaden und spezialisiert auf Diabetes, Stoffwechselerkrankungen und Diätetik.

Prof. Dr. med. Nossrat Peseschkian
Prof. Dr. med. Günther Sachse

Mit Diabetes komm' ich klar

**Zurück zum inneren Gleichgewicht
mit Positiver Psychotherapie**

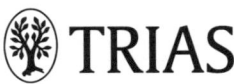 TRIAS

Die Deutsche Bibliothek –
CIP-Einheitsaufnahme
Ein Titelsatz für diese Publikation
ist bei Der Deutschen Bibliothek
erhältlich.

Leserservice:

Wenn Sie Fragen oder Anregungen
zu diesem Buch haben, schreiben
Sie uns:
TRIAS Verlag
Postfach 301107
70451 Stuttgart
Oder besuchen Sie uns im Internet
unter:
www.trias-gesundheit.de

Umschlaggestaltung:
Cyclus · Visuelle Kommunikation,
Stuttgart
unter Verwendung eines Fotos von
Mauritius und Stock Market

Lektorat: Sibylle Duelli
Außenlektorat: Dr. Annalisa Viviani

Dieses Buch wurde in neuer
deutscher Rechtschreibung
verfasst.

Wichtiger Hinweis:
Wie jede Wissenschaft ist die Medizin ständigen Entwicklungen unterworfen. Forschung und klinische Erfahrung erweitern unsere Erkenntnisse, insbesondere was Behandlung und medikamentöse Therapie anbelangt. Soweit in diesem Werk eine Dosierung oder eine Applikation erwähnt wird, darf der Leser zwar darauf vertrauen, dass Autoren, Herausgeber und Verlag große Sorgfalt darauf verwandt haben, dass diese Ausgabe **dem Wissensstand bei Fertigstellung des Werkes** entspricht.
Für Angaben über Dosierungsanweisungen und Applikationsformen kann vom Verlag jedoch keine Gewähr übernommen werden. **Jeder Benutzer ist angehalten,** durch sorgfältige Prüfung der Beipackzettel der verwendeten Präparate und gegebenenfalls nach Konsultation eines Spezialisten festzustellen, ob die dort gegebene Empfehlung für Dosierungen oder die Beachtung der Kontraindikationen gegenüber der Angabe in diesem Buch abweicht. Eine solche Prüfung ist besonders wichtig bei selten verwendeten Präparaten oder solchen, die neu auf den Markt gebracht worden sind. **Jede Dosierung oder Applikation erfolgt auf eigene Gefahr des Benutzers.** Autoren und Verlag appellieren an jeden Benutzer, ihm etwa auffallende Ungenauigkeiten dem Verlag mitzuteilen.

Gedruckt auf chlorfrei gebleichtem
Papier

© 2001 Georg Thieme Verlag
Rüdigerstr. 14
D-70469 Stuttgart
Printed in Germany

Satz: Mitterweger & Partner,
Plankstadt
Druck: Gutmann, Talheim

ISBN 3-89373-653-0   1 2 3 4 5 6

● *Vorwort* 9

● *Wissen ist Macht, Sehen ist Allmacht* 11
**13 Thesen der Positiven Psychotherapie zu
Diabetes mellitus** 12

● *Der Wanderer* 16
Psychosomatischer Therapieansatz 17

● *Die Heilung des Kalifen* 27
Das Körper-Seele-Problem 28

● *Die Wahl zwischen Kuh und Tränke* 31
Wie entstehen psychosomatische Krankheiten? 31

● *Die zerbrochene Schale* 33
Positive Stressbewältigung 33

● *Eine Metapher für das positive Vorgehen* 39
**Das Konzept der Positiven Psychotherapie
bei Diabetes mellitus** 39

● *Gib du ihm deine Hand* 49
**Die fünf Stufen der Positiven Psychotherapie
im Rahmen der Selbsthilfe** 49

● *Paracelsus und die Ärzte* 54
3 Ärztinnen und Ärzte stellen Fallbeispiele vor 55

● *Die drei Fische* 67
**11 psychosomatische Krankheitsbilder und ihr
Zusammenhang mit Diabetes mellitus** 68
• Übergewicht (Adipositas) 68
• Angst und Depression 71

● Asthma bronchiale und nervöse Atmungs-
  beschwerden   79
● Hauterkrankungen und Allergien   83
● Bluthochdruck (Hypertonie) und Blutunterdruck
  (Hypotonie)   86
● Kopfschmerzen und Migräne   89
● Schilddrüsenerkrankungen
  (Hyperthyreose und Hypothyreose)   93
● Schlafstörungen   95
● Seh- und Hörstörungen   98
● Umgang mit Alkohol und Nikotin   102
● Urologische Erkrankungen   105

● Es fällt kein Meister vom Himmel   108
  Selbsthilfe: 16 spezielle Techniken in der
  Positiven Psychotherapie   109
● Das positive Menschenbild und die positive
  Deutung der Beschwerden   109
● Geschichten, Lebensweisheiten, Sprachbilder
  und Humor als Hilfe zum Standortwechsel   111
● »Ist-Wert« und »Soll-Wert« im Lebensalltag
  des Diabetikers   113
● Der Tagesablauf eines Diabetikers   115
● Mikrotrauma und Makrotrauma   120
● Aktual- und Grundkonflikt   121
● Vier Qualitäten des Lebens: das Balance-Modell   122
● Reise in die Vergangenheit: Grundkonflikt   125
● Missverständnisse im Alltagsleben,
  Schlüsselkonflikt: Höflichkeit und Ehrlichkeit   128
● Situative Ermutigung und Konfliktvisualisierung   132
    Ein Brief an den Diabetes   133
● Die medikamentöse Behandlung   134

- Die Anwendung von Entspannungsmethoden 135
- Intervalltraining 139
- Energiereserven: Woher die Kraft nehmen? 140
- Taschenkalender für den Betroffenen und seine Familie 142
- Techniken der »Verbalisierung« 146

Neue medizinische Aspekte bei Diabetes mellitus 150
- Welche Formen und Ursachen des Diabetes mellitus sind bekannt? 150
  - Typ-1-Diabetes 150
  - Typ-2-Diabetes 151
- Schwangerschaft und Diabetes 151
- Die Beziehung zwischen Diabetes und Nieren 152
- Die Beziehung zwischen Diabetes und Neurologie 153
- Diabetisches Fußsyndrom 153
- Wie reagiert das Immunsystem auf Diabetes? 155
- Die Beziehung zwischen Diabetes und Magen-/Darmerkrankungen 155
- Die Beziehung zwischen Diabetes und Übergewicht 156
- Die Beziehung zwischen Diabetes und Sexualität 156
- Neue Aspekte in der Therapie des Typ-1-Diabetes 157
  - Inhalatives Insulin 157
  - Inselzelltransplantation 157
  - Neue Insulinanaloga 158
  - Blutdruckwerte und ihre Kontrolle 159
- Neue Aspekte in der Therapie des Typ-2-Diabetes 159
  - Fortschritte bei der oralen Therapie 159
  - Zukunftsaspekte der Behandlung 159

● **Informationen und Adressen**   160
  ● Diabetes-Leitlinien   160
  ● Der Deutsche Diabetiker-Bund   161
  ● Das Teddi-Projekt   161

Lexikon der Fachbegriffe   163

Literatur   166

Sachverzeichnis   167

Vorwort

Gesund ist nicht derjenige, der keine Beschwerden und Probleme hat, sondern der in der Lage ist, mit ihnen angemessen umzugehen.

In diesem Buch wird zum ersten Mal die umfassende Systematik einer modernen Therapie bei Diabetes mellitus vorgelegt. Auf strenge Wissenschaftlichkeit haben wir zugunsten einer klaren, praktischen und lebendigen Darstellung unseres persönlichen Erfahrungsschatzes verzichtet.

- Positiv heißt dieser therapeutische Ansatz, weil er vom Vorgegebenen, von der Ganzheit des Betroffenen ausgeht. Sein Gegenstand sind darum nicht nur die krankhaften Erscheinungen, Konflikte, Defizite und Leiden, sondern auch die Freuden, Fähigkeiten, Ressourcen und Möglichkeiten des Betroffenen, die dem Leser als Alternative erfrischende Anregungen vermitteln und ihn zu einer Änderung des eigenen Verhaltens motivieren.

- Hier werden die häufigsten psychischen und psychosomatischen Krankheiten in Zusammenhang mit Diabetes mellitus dargestellt. Dazu werden Grundmodelle einer psychotherapeutischen Behandlung und Selbsthilfe angeführt.

- Ziel ist es, dem Leser eine leichte Betrachtung der vorurteilsbeladenen psychosomatischen Erkrankungen zu ermöglichen.

- Zu jeder behandelten Themengruppe wird als Verständnishilfe eine orientalische Geschichte hinzugefügt, der ein Abschnitt über die Spiegelung von Gesundheit und Krankheit in Sprachbildern und Volksweisheiten folgt.

- Anhand einer Vielzahl von Methoden, Fällen und Beispielen wird die Positive Psychotherapie bei Diabetes mellitus dargestellt. Vor allem soll der Zusammenhang von Krankheit – Kultur – Familie – Erziehung – Selbsthilfe und Psychotherapie aufgezeigt werden.

- Der Selbsthilfeanteil ist so abgefasst, dass der Therapeut in einer für den Betroffenen und seine Angehörigen verständlichen Sprache Erklärungen und Anregungen geben kann.

- Das Buch ist so geschrieben, dass es im Rahmen einer ärztlichen und psychologischen Praxis sowie im Zusammenhang mit Beratungsstellen für Diabetes-Patienten und psychosomatischen Erkrankungen eingesetzt werden kann.

- Durch verschiedene Fragebögen werden neue Möglichkeiten erschlossen, die Selbsthilfefähigkeiten des Betroffenen freizusetzen.

Kollegen und Patienten danken wir für Erkenntnisse, die sie uns im Verlauf unserer internistischen, psychiatrischen und psychotherapeutischen Tätigkeit vermittelt haben. Weiterführende Informationen über die Positive Psychotherapie und deren Systematik kann der interessierte Leser zudem aus den Büchern *Der Kaufmann und der Papagei* (Frankfurt a. M. [24]2000 und Psychotherapie des Alltagslebens Frankfurt a. M. [8]1996) beziehen.

Herrn Dipl.-Psych. Hans Deidenbach sind wir für die kritische Durchsicht des Manuskripts und die damit verbundenen Denkanstöße dankbar. Für die Erstellung des Manuskripts danken wir unseren Sekretärinnen, Frau Margot Duckgeischel und Frau Monika Scheld. Unser Dank gilt auch folgenden Kolleginnen und Kollegen, die uns bereitwillig ihre Diabetes-Fälle zur Verfügung gestellt haben: Dr. med. Maria L. Diaz, Offenbach; Dr. med. Elisabeth Linn, Linden-Leihgestern; Dr. med. Regina Sachse, Bad Camberg; Dr. med. Wolfgang Schuck, Laufach; Dr. med. Johannes Umlauf, Fulda; Dr. med. habil. Hamid Peseschkian, Wiesbaden; Dr. med. Nawid Peseschkian, Wiesbaden.

Prof. Dr. med.
Nossrat Peseschkian

Facharzt für Psychiatrie,
Neurologie und Psychotherapie,
Facharzt für Psychotherapeutische Medizin, Leiter der
Wiesbadener Akademie für
Psychotherapie

Prof. Dr. med.
Günther Sachse

Facharzt für Innere Medizin
und Diabetologe, Direktor
der Deutschen Klinik für Diagnostik, Wiesbaden

Wiesbaden, im Mai 2001

Wissen ist Macht,
Sehen ist Allmacht

Avicenna, der große persische Arzt, war aus seiner Heimatstadt vertrieben worden. So wie der Prophet im eigenen Land nichts gilt, genießt oft auch der gute Arzt nicht das ihm gebührende Ansehen in seiner Stadt. Avicenna reiste nach Bagdad; sein Ruf als Arzt eilte ihm voraus. Vor den Toren Bagdads, am Ufer des Euphrat, sah Avicenna eine große Menschenmenge, die einen Hakim umstand, der Pillen und Tränklein verkaufte, Blutegel anlegte und seine Diagnosen stellte. Während Avicenna ihm zuschaute, trat eine ältere Frau an den Hakim heran und reichte ihm ein Fläschchen mit Urin. Der Hakim hob das Fläschchen gegen die Sonne und erklärte: »Dieser Urin ist von deinem Herrn.« *Die Frau stimmte erstaunt zu.* »Dein Herr wohnt im Osten der Stadt.« *Wieder musste die Frau dies bestätigen. Der Hakim blickte nochmals in den Urin hinein:* »Er ist Jude.« *Den Umstehenden blieb vor Staunen der Mund weit offen.* »Außerdem«, *fuhr der Hakim fort,* »hat dein Herr heute Joghurt gegessen.« *Das Erstaunen aller hatte keine Grenzen mehr. Der Hakim gab der Frau ein Beutelchen mit Pillen für ihren Herrn mit.*

Nachdem sich die Menschenmenge verlaufen hatte, trat Avicenna an den Hakim heran, lobte ihn für seine Kunst und fragte ihn: »Wie hast du das bloß gemacht?« *Der Hakim antwortete:* »Genauso wie ich weiß, dass du Avicenna bist.« *Jetzt war Avicenna an der Reihe zu staunen. Kopfschüttelnd wollte er wissen:* »Woher weißt du das?« *Der Hakim lächelte und sagte:* »Du warst der einzige, der verständige Fragen stellte. Dich kannte ich nicht aus Bagdad. Ich wusste aber, dass du kommen würdest, und so war es nicht schwer, dich zu erkennen.« – »Wie konntest du aber so viel über diese Frau und ihren Herrn sagen?« – »Das war nichts als Beobachtung. Die Frau trug die Kleidung, die bei uns die Mägde tragen. Der Urin, den sie in diesem wertvollen Fläschchen brachte, war also mit großer Wahrscheinlichkeit der ihres Herrn. Sie trug die Zeichen, die sie als Jüdin kenntlich machten. Als Jüdin diente sie sicher nicht einem mohammedanischen oder christlichen Herrn. Ihr Herr musste also Jude sein. An ihrem Ärmel sah ich die*

Reste von frischem Joghurt. Alles sprach dafür, dass ihr Herr heute eine Speise mit Joghurt aß. Alle meine Beobachtungen und Schlüsse waren richtig.«
Avicenna, der Arzt, horchte auf. Der Hakim fuhr fort: »*Dadurch, dass ich so viel über den Urin sagen konnte, brauchte ich ihn nicht auf Zucker hin zu kosten, denn das tue ich, bei Allah, überhaupt nicht gern.«*

13 Thesen der Positiven Psychotherapie zu Diabetes mellitus

Die Geschichte des Avicenna führt anschaulich vor Augen, dass nicht nur die Zusammenarbeit zwischen dem Therapeuten und dem Betroffenen auf genauen Beobachtungen, sondern auch auf der eigenverantwortlichen Selbsthilfe des Betroffenen beruht gemäß dem orientalischen Spruch:
>Wenn du eine hilfreiche Hand brauchst,
so suche sie am Ende deines Armes.«

Die Berücksichtigung dieses Ansatzes bei Diabetes mellitus wird in 13 Thesen beschrieben:

1. Wir betrachten den ganzen Menschen in seiner körperlichen, seelischen, gesellschaftlichen, kulturellen, geschichtlichen und geistig-religiösen Dimension.
   Zwei Dinge trüben sich beim Kranken:
   a) der Urin b) die Gedanken.
   Eugen Roth

2. Wir beziehen nicht nur medizinische und naturwissenschaftliche Erkenntnisse mit ein, sondern auch psychologische, psychotherapeutische, psychosomatische, spontane und gefühlsmäßige Gesichtspunkte.
   >Tiefenschärfe entwickelt man erst,
   wenn man mit beiden Augen sieht.«
   Orientalische Lebensweisheit

3. Da jeder Diabetiker unter erheblichem Leidensdruck steht und lernen will, mit seiner Krankheit gut zu leben und aktiv zu seiner Besserung beizutragen, werden wir auch selbstsuggestive und unterstützende Methoden wie Geschichten, Lebensweisheiten und Humor in ihrer praktischen Anwendung zeigen, nach dem orientalischen Spruch:
   >»Humor ist das Salz des Lebens,
   >und wer gut gesalzen ist, bleibt lange frisch.«

4. Wir gehen davon aus, dass jedem Menschen eine Fülle von Fähigkeiten, Möglichkeiten und Chancen innewohnen, die von ihm und seinen Mitmenschen entwickelt, entfaltet und aktiviert werden können.
   >»Wenn man etwas haben will,
   >was man noch nie gehabt hat,
   >muss man etwas tun,
   >was man noch nie getan hat!«

5. Eine verbreitete, folgenschwere Einstellung ist die Überzeugung: »Das kann ich doch nicht!« An diesem Satz gilt es, *einen* Buchstaben zu ändern: »Das kann ich noch nicht!«
   >»Man kann auf seinem Standpunkt stehen,
   >aber man sollte nicht darauf sitzen bleiben!«

6. Einige Betroffene haben das Gefühl, durch die Diagnose »erdrückt« zu werden, und fühlen sich ohnmächtig. Die positive Deutung der Beschwerden zeigt jedoch, dass jede Krankheit eine Entwicklungsmöglichkeit in sich birgt, die zur Hoffnung berechtigt.
   >»Ein Mensch blickt in die Zeit zurück
   >und sieht, sein Unglück war sein Glück.«
   >*Eugen Roth*

7. Eine Besserung der Beschwerden wird nur schrittweise erreicht; das Fahrzeug heißt »Geduld«.
   >»Geduld bringt Rosen,
   >Ungeduld bringt Neurosen.«

8. Wenn ein Widerspruch zwischen der Erkenntnis besteht, Lebensgewohnheiten ändern zu müssen und zu wollen, zeigen

wir gangbare Wege, um Gedanken, Gefühle und Verhalten in Einklang zu bringen.

»Die zweite Hälfte des Lebens eines Menschen besteht oft aus nichts anderem als den Gewohnheiten, die er in der ersten Hälfte angenommen hat.«
Fjodor Dostojewski

9. Gesundheit zeichnet sich durch das Gleichgewicht zwischen vier Lebensbereichen (Körper/Sinne, Arbeit/Leistung, Kontakt/ Familie, Phantasie/Zukunft) aus. Krankheit ist Ausdruck der Störung dieses Gleichgewichts. Therapie und Selbsthilfe sind Mittel, um das natürliche Gleichgewicht wieder herzustellen.

»Wer die Menschen so behandelt, wie sie sind,
macht sie schlechter.
Wer die Menschen so behandelt,
wie sie sein könnten, macht sie besser.«
Johann Wolfgang von Goethe

10. Der Diabetiker hat Angst vor möglichen Konsequenzen seiner Erkrankung. Angst hat aber immer einen Grund. Es gibt drei Arten von Angst:
a) Angst vor einer realen, aktuell oder zukünftig drohenden Gefahr;
b) Angst vor Situationen, zu deren Bewältigung man noch keine wirksamen Änderungsmöglichkeiten gefunden hat;
c) Angst, deren Ursachen lang zurückliegen (neurotische Angst).

»Angst ist die Fähigkeit,
die Zukunft nicht dem Zufall zu überlassen.«
Positive Psychotherapie

11. Es ist ein besonderes Anliegen der Positiven Psychotherapie, die Gesundheit des Einzelnen in einem umfassenden Sinn zu sehen; das heißt, nicht nur die Symptome, sondern auch die mittelbaren Ursachen zu berücksichtigen, die sich aus Lebenssituation, Umwelt, Familie, Subkultur und Kultur ergeben.

»Es ist nichts mächtiger als eine Idee,
deren Zeit gekommen ist.«
Victor Hugo

12. Es geht auch bei Diabetes darum, die gesunden Anteile des Betroffenen aufzuzeigen, aus denen die Ressourcen für eine Heilung bzw. die Fähigkeit und Energien für das Umgehen mit der Krankheit und der veränderten Lebenssituation hervorgehen.

»Wenn jemand Gesundheit sucht,
frage ihn zuerst, ob er auch bereit ist,
zukünftig alle Ursachen seiner Krankheit zu meiden.
Erst dann darfst du ihm helfen.«
Sokrates

13. Ein wesentliches Anliegen dieses Buches ist es, Wege der Positiven Psychotherapie bei Diabetes mellitus systematisch und zusammenfassend darzustellen, und zwar so, dass sie gleichermaßen für Betroffene und ihre Angehörigen verständlich und lebensnah sowie für Ärzte, Psychologen, Psychotherapeuten, Pflegepersonal, Diätassistenten, Fußpfleger und anderes Fachpersonal informativ und praxisbezogen sind. Es richtet sich an alle, die vor den Problemen der zwischenmenschlichen Beziehungen nicht die Augen verschließen und bereit sind, Anregungen und Orientierungshilfen zu nutzen.

Gibst du jemandem einen Fisch,
so nährt er sich nur einmal.

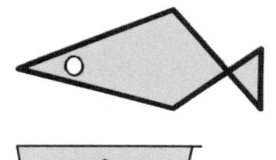

Lehrst du ihn aber das Fischen,
so nährt er sich für immer.

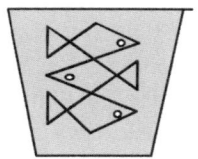

Der Wanderer

In der persischen Mystik wird von einem Wanderer erzählt, der mühselig auf einer scheinbar endlos langen Straße entlangzog. Er war über und über mit Lasten behangen. Ächzend und stöhnend bewegte er sich Schritt für Schritt vorwärts, beklagte sein hartes Schicksal und die Müdigkeit, die ihn quälte. Auf seinem Weg begegnete ihm in der glühenden Mittagshitze ein Bauer, der ihn fragte: »Müder Wanderer, warum belastet du dich mit diesen Felsbrocken?« – »Zu dumm«, antwortete der Wanderer, »aber ich hatte sie bisher noch nicht bemerkt.« Darauf warf er die Brocken weit weg und fühlte sich viel leichter. Wiederum kam ihm nach einer langen Wegstrecke ein Bauer entgegen, der sich erkundigte: »Sag, müder Wanderer, warum plagst du dich mit einem halbfaulen Kürbis auf dem Kopf und schleppst an Ketten so schwere Eisengewichte hinter dir her?« Der Wanderer antwortete: »Ich bin froh, dass du mich darauf aufmerksam machst; ich habe nicht gewusst, was ich mir damit antue.« Er schüttelte die Ketten ab und zerschmetterte den Kürbis im Straßengraben. Wieder fühlte er sich leichter. Doch je weiter er ging, umso mehr begann er, wieder zu leiden. Ein Bauer, der vom Feld kam, betrachtete den Wanderer erstaunt: »Guter Mann, du trägst Sand in deinem Rucksack, doch was du in weiter Ferne siehst, ist mehr Sand, als du jemals tragen könntest. Und wie groß ist dein Wasserschlauch – als wolltest du die Wüste Kawir durchwandern. Dabei fließt neben dir ein klarer Fluss, der deinen Weg noch weit begleiten wird!« – »Dank dir, Bauer, jetzt merke ich, was ich mit mir herumgeschleppt habe.« Mit diesen Worten riss der Wanderer den Wasserschlauch auf, dessen brackiges Wasser auf dem Weg versickerte, und füllte mit dem Sand aus dem Rucksack ein Schlagloch. Er blickte auf sich herab, sah den schweren Mühlstein an seinem Hals und merkte plötzlich, dass der Stein es war, der ihn noch so gebückt gehen ließ. Er band ihn los und warf ihn, so weit er konnte, in den Fluss hinab. Frei von seinen Lasten wanderte er durch die Abendkühle, um eine Herberge zu suchen.

Psychosomatischer Therapieansatz

Vom traditionellen medizinischen Standpunkt aus ist Diabetes mellitus eine Stoffwechselstörung; aus psychosomatischer Sicht ist er hingegen »die Fähigkeit des Körpers, sich die fehlende Wärme selbst zu geben«.

Definition

● Diabetes mellitus ist eine auf Insulinmangel basierende Stoffwechselkrankheit. Die Erkrankung ist durch eine Zunahme der Zuckerkonzentration im Blut und durch das Vorkommen von Zucker im Harn charakterisiert. Als pathophysiologischer Mechanismus der diabetischen Stoffwechselstörungen steht bei insulinabhängigem Typ-1-Diabetes (IDDM) eine Verminderung der B-Zellen des Pankreas im Vordergrund.

● Als Krankheitsursachen werden heute hauptsächlich genetische Faktoren (Balint 1970), Virusinfektionen (Berger u. a. 1984) und Autoimmunmechanismen (Bleuler 1954) angenommen. Brogesn und Lenmark (1982) zeigten auf, dass Stabilität oder Instabilität im Verlauf des im Jugendalter auftretenden Diabetes mellitus vorwiegend durch psychosoziale Faktoren bedingt sind.

● In zahlreichen Untersuchungen wird immer wieder der Frage nachgegangen, ob psychische Faktoren bei der Genese und Manifestation des Diabetes mellitus vom Typ 1 eine Rolle spielen.

Symptomatik

In leichteren Fällen oder zu Beginn des Leidens kann der Diabetes nahezu symptomlos verlaufen und wird bisweilen nur bei ärztlicher Behandlung wegen einer anderen Krankheit entdeckt. Neben der Blutzuckererhöhung und der Zuckerausscheidung im Harn finden sich folgende Symptome: Durst, übermäßige Harnausscheidung, Gewichtsabnahme trotz vermehrter Nahrungsaufnahme, Neigung zu Hautkrankheiten (Ekzem, Juckreiz, Furunkulose), schlechte Wundheilung, Potenz- und Menstruationsstörungen. Im weiteren Verlauf der Erkrankung kann es zu chronischen Infektionen der Harnwege und zu peripheren Durchblutungsstörungen infolge der vorzeitigen, arteriosklerotischen Gefäßveränderungen kommen. Eine ernste Komplikation stellt das Koma dar, ein plötzlicher Stoffwechselzusammenbruch mit Bewusstlosigkeit.

Sprachbilder und Volksweisheiten

Süßholz raspeln; nach Liebe hungern; Liebeshunger; das Süße lieben; ein süßes Trostpflaster; Durchfall der Liebe; Zuckerharnruhr; wer nicht liebt, wird sauer; wer nicht genießen kann, wird ungenießbar; seinem Affen Zucker geben; Zucker um den Mund schmieren; Zuckerbrot und Peitsche; Honig um den Bart schmieren; Hunger macht saure Bohnen süß; was süß ist, kommt sauer an; Süßes kriegt der nicht zu lecken, der nicht will das Saure schmecken; süß getrunken, sauer bezahlt; hast du Lust zum Süßen, lass dich Bittres nicht verdrießen; wer nie bitter geschmeckt hat, weiß nicht, was süß ist; süßer Wein gibt sauren Essig; es ist doch süß, geliebt zu sein (Seume).

Selbsthilfeanteil: Entwicklung von Diabetes mellitus aus der Sicht der Positiven Psychotherapie

Einige Grundkenntnisse über die Funktionen Ihres Organismus helfen Ihnen, sich über Ihren Diabetes Klarheit zu verschaffen.

Beschwerden und Physiologie

- Traubenzucker (Glukose) befindet sich im Blut jedes gesunden Menschen, allerdings nicht mehr als etwa 1,1 g Zucker auf 1 l Blut. Der normale Blutzuckerspiegel liegt nüchtern bei ungefähr 70–120 mg %. Ab etwa 120 mg % liegt ein Diabetes mellitus vor. Erst wenn der im Blutserum enthaltene Traubenzucker

180 mg % überschreitet, kann die Niere diese Menge Zucker nicht wieder dem Körper zuführen, und er wird mit dem Urin ausgeschieden. Zu einer Konzentrationszunahme des Zuckers im Blut und schließlich auch im Harn kommt es, wenn die Bauchspeicheldrüse nicht genügend Insulin produziert.

• Die Bauchspeicheldrüse (Pankreas) liegt hinter dem Magen, ist etwa 15 cm lang und hat zwei verschiedene Funktionen: Ein Teil der Bauchspeicheldrüse sondert Verdauungssäfte ab, der andere Teil, das Inselorgan, produziert das Hormon Insulin, das in die Blutbahn abgegeben wird. Der mit den Speisen in Form von kohlenhydrathaltigen Lebensmitteln aufgenommene und durch Stoffwechselprozesse gebildete Zucker wird, soweit der Organismus ihn nicht direkt verwendet, durch das Insulin in Glykogen umgewandelt und dann als solches in der Leber und in den Muskeln gespeichert. Bei Bedarf können diese Reserven durch die Rückbildung in Zucker wieder mobilisiert werden. Durch die Verarbeitung des Zuckers in Glykogen wird der Blutzuckerspiegel gesenkt.

• Wenn die Bauchspeicheldrüse nicht genug Insulin produziert, dann können die Kohlenhydrate bzw. der Zucker nicht ausreichend verwertet und abgebaut werden, und der Zucker wird schließlich ungenutzt wieder mit dem Urin ausgeschieden. Das erklärt auch, weshalb der Diabetiker trotz großer Nahrungszufuhr unter Heißhunger leiden kann.

• Der Zuckerkranke ist ein Mensch, der versucht, aus der Not eine Tugend zu machen. Die ungenügende Insulinproduktion der Bauchspeicheldrüse ist jedoch nur ein vordergründig ursächlicher Faktor. Warum arbeitet aber die Bauchspeicheldrüse nicht normal? Was steuert die Funktion der Bauchspeicheldrüse und die Produktion des Insulins? Beim Diabetes scheint letztlich das gesamte Stoffwechselregulationssystem aus der Balance geraten zu sein.

• Die Produktion und Absonderung des Insulins wird auch vom vegetativen Nervensystem und durch hormonelle Reize gesteuert. Meldet ein Sinnesorgan einen Reiz, der bei Weiterleitung an die Hirnrinde als Gefahr bewusst wird, so entstehen in einem Teil des Zwischenhirns, im Hypothalamus, durch Hormonausschüttung Angstgefühle. Von hier wird zum einen das vegetative Nervensystem alarmiert und in Aktion gebracht, was auf die Bauchspeicheldrüsentätigkeit und Insulinproduktion Einfluss hat. Zum anderen wird die Emotion Angst der Hirnanhangdrüse (Hypophyse) gemeldet, diese veranlasst die Ausschüttung des Hormos ACTH (adrenokortikotropes Hormon), worauf die Nebennierenrinde mit der Ausschüttung von Hormonen, insbesondere Adrenalin, antwortet. Der Adrenalinspiegel steigt und erreicht beim 1,4fachen des Basiswertes die kritische Grenze zum Distress, dem negativen Stress.

• Adrenalin und Noradrenalin hemmen die Insulinsekretion, die Glukagonsekretion dagegen nimmt zu. Durch diesen vegetativ-hormonellen Reaktionszyklus wird der ganze menschliche Organismus in Höchstform gebracht: Er ist zum Kampf und auch zur Flucht bereit. Der Blutzuckerspiegel steigt hoch an. Dadurch wird der gesteigerte Energiebedarf bei einem möglichen Kampf oder zur Flucht bereitgestellt. Unter Hinweis auf diesen Mechanismus wird für Zucker und Süßigkeiten geworben: »Zucker gibt verbrauchte Energie sofort zurück.« Bleibt die Auseinandersetzung aus, wird der überschüssige Zucker wieder ausgeschieden. Der Diabetiker ist also ein Mensch, der sich in ständiger Bereitschaft zu kämpfen und zu fliehen befindet, es aber nie tut.

Die 4 Bereiche der Diabetes-Behandlung

Medikamente/Bewegung/Ernährung

Positive PT ◇ Schulung

Arzt-Patienten-Beziehung

Füllen Sie nun den folgenden Fragebogen aus, um die Ursachen Ihrer Beschwerden herauszufinden und sich selbst besser kennen zu lernen.

Fragebogen zu Diabetes mellitus

Körper/Sinne

1. Sind Sie in Ihren Beziehungen »aus der Balance geraten«?

2. Haben Sie das Gefühl, sich die »fehlende Wärme« selbst geben zu müssen?

3. Fallen Ihnen noch andere Sprichwörter zu Ihrer Erkrankung ein?

4. Wer hat Sie wann über Ihre Krankheit informiert?

5. Haben Sie eine gezielte Diabetikerschulung mitgemacht?

6. Halten Sie Ihre Diät als Voraussetzung einer ausgeglichenen Stoffwechsellage ein?

7. Fällt Ihnen das schwer, weil Ihre Umgebung das nicht versteht oder nicht mitmacht?

8. Fürchten Sie, aus der Rolle zu fallen, wenn Sie nicht mitmachen (Höflichkeit), wenn – wie oft in unserer Gesellschaft üblich – Frustrationen durch Essen und Trinken kompensiert werden?

9. Verwöhnen Sie sich in Zeiten der Ruhe mit Essen?

10. Reagieren Sie bei Spannungen mit Hunger?

11. Fühlen Sie sich nach dem Essen körperlich und/oder seelisch besser?

12. Erleben Sie eine Beeinträchtigung Ihrer sexuellen Wünsche und Aktivität (Impotenz, Frigidität)?

13. Können Sie über Ihre Ängste, Ihre Traurigkeit, Ihre Aggressionen und über »Tabuthemen« wie Intimität und Sexualität mit Ihrem Arzt offen sprechen?

14. Nehmen Sie regelmäßig die verordneten Medikamente ein?

15. Wissen Sie, wie die Medikamente wirken, was Sie von ihnen erwarten können und welche Nebenwirkungen möglich sind?

Beruf/Leistung

16. Sind Fragen nach dem Sinn Ihres Handelns Zeitvergeudung?

17. Sind Sie mit Ihrem Beruf zufrieden?

18. Sind bei Ihnen Entschlussfreudigkeit, Ehrgeiz und expansive Strebungen stark ausgeprägt?

19. Zeichnen sie sich durch Disziplin und Genauigkeit aus?

20. Können Sie Wünsche und Forderungen offen (Ehrlichkeit) und in angemessener Weise (Höflichkeit) zum Ausdruck bringen?

21. »Stress« spielt eine wichtige Rolle bei der Auslösung oder Verschlimmerung der Zuckerkrankheit.
»Nerven« sie Ordnung, Sauberkeit, Pünktlichkeit usw.?

Kontakt

22. Leiden Sie unter Einsamkeitsgefühlen?

23. »Frieren« Sie in Gegenwart Ihres Partners oder anderer Menschen?

24. Geben Sie anderen Menschen Wärme und Liebe?

25. Erleben Sie Zeitmangel, Unordnung, Unpünktlichkeit, Unhöflichkeit usw. Ihres Partners als mangelnde Zuwendung?

26. Bekommen Sie in Ihren Beziehungen »Zuckerbrot und Peitsche«, werden Sie abwechselnd verwöhnt und frustriert?

27. Möchten Sie von Ihrem Partner gerne »gefüttert« werden?

28. Spielen Treue oder Untreue (wirkliche oder vermutete) in Ihrer Beziehung eine Rolle?

29. Erleben Sie sie als Vertrauensbruch oder Abwertung?

30. Werden Sie von ihm auf »Sparflamme« gehalten?

31. Hungern Sie nach Liebe?

32. Befinden Sie sich in ständiger Bereitschaft zu kämpfen oder auszuweichen, können sich aber nie entscheiden?

33. Versuchen Sie, konfliktträchtige Themen zu meiden, weil sonst Übereinstimmung und Harmonie Schaden leiden könnten?

34. Können Sie »mit der Faust auf den Tisch hauen«?

35. Mischen sich Ihr Partner und Ihre Angehörigen in Ihre Angelegenheiten und Gefühle ein?

36. Werden Zusammenhalt und Gemeinsamkeit stark betont?

37. Sind Sie sehr »hellhörig« für eventuelle Spannungen und mögliche Probleme anderer Familienmitglieder?

Phantasie/Zukunft

38. Sind Sie zur Selbstbehandlung motiviert?

39. Akzeptieren Sie im Hinblick auf Ihren Diabetes Ihre Eigenverantwortung?

40. Haben Sie die Erwartung, dass Ihr Lebensstil flexibler werden kann?

41. Dreht sich bei Ihnen alles um Körper und Gesundheit?

42. Haben Sie häufig das Gefühl, dass Ihre körperliche und seelische (berufliche und private) Sicherheit bedroht ist?

43. Haben Sie häufig ein Gefühl von Angst, Ohnmacht, Abhängigkeit, Ausgeliefertheit, Überwachtwerden?

44. Versuchen Sie, dem »bitteren Alltag« zu entfliehen, indem Sie wenigstens in der Phantasie das sind und bekommen, was die Realität Ihnen verweigert?

45. Fühlen Sie sich vom Schicksal benachteiligt?

46. Empfinden Sie Ihre Krankheit als große Ungerechtigkeit? (»Warum gerade ich?«)

47. Was ist der Sinn des Lebens für Sie (Antrieb, Ziele, Motivation, Lebensplan, Sinn von Krankheit und Tod, Leben nach dem Tod)?

48. Akzeptieren Sie Ihre Erkrankung auch als Chance, bisher nicht erlebte Bereiche (Körper/Sinne, Beruf/Leistung, Kontakt, Phantasie/Zukunft) zu entwickeln?

Die Heilung des Kalifen

Eine schwere Krankheit hatte den König befallen. Alle Behandlungsversuche schlugen fehl. Der große und bekante Arzt Rasi wurde schließlich zu Rate gezogen. Er versuchte zu Beginn alle überlieferten Behandlungsformen, doch ohne Erfolg. Schließlich bat Rasi den König, ihn die Behandlung so durchführen zu lassen, wie er es für richtig finde. In seiner Hoffnungslosigkeit stimmte der König zu. Rasi bat den König, ihm zwei Pferde zur Verfügung zu stellen. Die schnellsten und besten Tasipferde wurden herbeigeschafft.

Am frühen Morgen des folgenden Tages ordnete Rasi an, den König in das bekannte Bad »Jouze Mullan« in Bucharazu bringen. Da sich der König nicht bewegen konnte, trug man ihn auf einer Sänfte. Im Bad angekommen, hieß Rasi den König, sich zu entkleiden, und befahl, dass alle Diener des Königs sich so weit wie möglich vom Bad entfernen sollten. Die Pferde ließ Rasi vor dem Eingang des Bades festbinden. Zusammen mit einem seiner Schüler legte er den König in eine Wanne und übergoss ihn in schneller Folge mit heißem Wasser. Zugleich flößte er ihm heißen Sirup ein, der die Temperatur des Kranken erhöhte. Nachdem dies geschehen war, zogen sich Rasi und sein Schüler an. Rasi stellte sich vor dem König auf und begann plötzlich, diesen auf die übelste Weise zu beschimpfen und zu beleidigen. Der König war schockiert und regte sich in seiner Hilflosigkeit fürchterlich auf über diese Unhöflichkeit und ungerechte Beschuldigung. In seiner ungeheuren Erregung bewegte sich der König. Als Rasi dies sah, zog er sein Messer, trat nahe an den König heran und drohte, ihn umzubringen. In seiner Angst versuchte sich der König zu retten, bis ihm seine Furcht plötzlich Kraft gab, aufzustehen und zu fliehen. In diesem Augenblick verließ Rasi schnellstens den Raum und floh zusammen mit seinem Schüler auf dem Rücken der Pferde aus den Mauern der Stadt.

Der König brach erschöpft zusammen. Als er von seiner Ohnmacht wieder erwachte, fühlte er sich freier und konnte sich bewegen. Noch vom Zorn beladen, schrie er nach seinem Diener, ließ sich ankleiden und ritt zu seinem Palast zurück. Die versammelten Menschen jubelten, als sie ihren König frei von Gebrechen sahen.

Acht Tage später erreichte den König ein Brief des Arztes, in dem er seine Vorgehensweise erklärte. »Ich habe zunächst alles gemacht, was ich als Arzt gelernt hatte. Als dies keine Früchte brachte, erhitzte ich deinen Körper künstlich und gab dir über deinen Zorn die Kraft, deine Glieder zu bewegen. Als ich sah, dass deine Heilung begonnen hatte, verließ ich die Stadt, um deinem strafenden Arm zu entfliehen. Ich bitte dich, mich nicht zu dir zu holen, da ich mir der ungerechten und gemeinen Beleidigungen bewusst bin, die ich dir in deiner Hilflosigkeit zugefügt habe und für die ich mich abgrundtief schäme.« Als der König dies vernahm, erfüllte tiefe Dankbarkeit sein Herz, und er bat den Arzt, zu ihm zu kommen, damit er ihm seine dankbaren Gefühle beweisen könne.

Die Aktivierung emotionaler Beteiligung ist ein sehr altes Verfahren der Medizin, so bei Rasi (850–923 n. Chr.), dem bekannten persischen Arzt, dem u. a. zugeschrieben wird, als erster das Wort »Psychotherapie« gebraucht zu haben.

Seine Behandlung ist nicht im eigentlichen Sinn »kathartisch«, das heißt, sie erfolgt nicht dadurch, dass ein vorhandener Gefühlsstau ausgetragen wird. Dieser wird erst durch die Beschimpfungen und Drohungen Rasis wachgerufen und als treibende Kraft der Heilung eingesetzt. Für die notwendigen Voraussetzungen hatte Rasi gesorgt: Der Kalif musste sich nackt und hilflos dem Hakim ausliefern. Ohne diese Maßnahme wäre die Behandlung sicher ein doppelter Misserfolg geworden.

Der Herrscher hätte sich nicht in die heilsame Erregung seiner Gefühle gesteigert, da seine Dienerschaft vorzeitig und gewaltsam die therapeutische Entwicklung auf seine Klagen hin abgebrochen hätte; Rasi hätte um sein Leben bangen müssen.

Das Körper-Seele-Problem

Oft wird die Behandlung von Diabetes mellitus abgebrochen, weil sich nicht sofort Erfolge einstellen. Aber Diabetes ist nicht nur eine körperliche Störung, die medikamentös behoben werden kann, sondern wird oft auch von seelischen Ursachen ausgelöst.

Der Betroffene selbst muss gewillt sein, diese Uraschen herauszufinden und ihnen auf den Grund zu gehen.

Ärger schlägt auf den Magen

In unserer Umgangssprache haben wir einen trefflichen bildhaften Vergleich. Wir sagen:»Jemand frisst alles in sich hinein«, allen Ärger, allen Kummer. Jemand, der dies tut, ist sicherlich ein höflicher Mensch, denn er belästigt ja mit seinen Sorgen und seinem Ärger nicht seine Umgebung. Er ist zugleich aber seinen eigenen Bedürfnissen gegenüber unehrlich, indem er nicht etwas nach außen trägt, sondern immer nur nach innen hineinfrisst. Ein in dieser Weise unbewältigter Konflikt kann wieder zu seelischen und körperlichen Störungen führen. In der modernen Medizin gibt es dafür ein Fachwort, das auch in die Umgangssprache eingegangen ist. Bei Erkrankungen, bei denen seelische und körperliche Faktoren mitspielen, spricht man von psychosomatischen Erkrankungen.

Häufig sind es nicht die großen Ereignisse, die zu Problemen und Störungen führen, sondern die im Alltag immer wiederkehrenden kleinen Verletzungen, die schließlich ein Charakterbild formen, das für einzelne Konflikte auffällig ist.

Wenn sich beispielsweise eine Frau tagtäglich über die Unordnung und Unpünktlichkeit ihres Partners ärgert, ist damit keinem der beiden geholfen. Es wäre besser, sie würde sich klar machen, dass es unterschiedliche Begriffe von Ordnung und Pünktlichkeit gibt, und sie würde sich bemühen, die Motive aufzudecken, die sich hinter dem Verhalten des Partners verbergen.

Ein anderes Beispiel: Ein Mensch, der gelernt hat, dass er nur dann etwas wert ist, wenn er im Beruf und im zwischenmenschlichen Bereich Erfolg hat, wird plötzlich eine tiefgreifende Niederlage erleiden, wenn er auf einmal den ihm gestellten Aufgaben nicht mehr gewachsen ist.»Von Kind an bin ich auf Leistung gedrillt worden... Der Beruf macht mir sogar Spaß, aber ich habe keine Beziehung zu anderen Menschen. Mit meinen Kindern kann ich auch nicht viel anfangen. Freizeit ist für mich eine Qual«, sagte beispielsweise ein 42-jähriger Rechtsanwalt mit Depressionen.

Da sich die Konflikte im Lauf der Entwicklung eines Menschen
in der Auseinandersetzung mit seiner Umwelt entwickelt haben,
stellen sie sich als Probleme dar, die wir zu lösen versuchen müssen. Wie kommt es eigentlich zu den Erregungen und emotionalen Belastungen? Mit dieser Frage können wir den Teufelskreis
der psychosomatischen Krankheiten aufbrechen.

»Drei Dinge machen die Medizin aus: Die Krankheit,
der Kranke und der Arzt.
Alle Heilkunst aber ist vergebens, wenn der Kranke
nicht mitwirkt mit seinem Arzt.«
Paracelsus

Selbsthilfe

Über die Selbsthilfe wird der Kranke als aktiver Partner gefördert. Selbsthilfe ist somit eine Methode des Vorbeugens, der
präventiven Medizin und Psychohygiene, und darüber hinaus
ein wesentliches Element im psychotherapeutischen Vorgehen.
In der Inneren Medizin gibt es in diesem Sinne als Lebenshilfe
Fitness-Trainingsprogramme, Diätvorschriften und Kontroll-
tabellen. Hier lernt man unter Anleitung des Arztes, aktiv etwas
für seine Gesundheit zu tun. Genauso kann man versuchen,
Erziehungsprobleme, berufliche Konflikte und partnerschaftliche Schwierigkeiten über die Selbsthilfe zu bewältigen.
Muss man aber erst geschieden sein, um zu wissen, wie gut eine
Ehe ist? Muss man erst einen Herzinfarkt oder Diabetes mellitus
gehabt haben, um beurteilen zu können, wie wichtig die körperliche Gesundheit ist? Muss man erst einen Selbstmordversuch begangen haben, um sich über die Bedeutung der seelischen Gesundheit klar zu werden? Muss man erst im Gefängnis
gesessen haben, um die Freiheit zu schätzen? Muss man erst
einen Wagen zu Schrott fahren, um zu wissen, dass zu dichtes
Auffahren ein erhöhtes Unfallrisiko in sich birgt?

Aufgabe dieses Buches ist es,
zur Selbsthilfe in dem beschriebenen Sinn anzuregen.

Die Wahl zwischen Kuh und Tränke

Ein Bauer hatte lange Zeit gespart, um für seine Kuh eine wunderschöne Tränke aus Ton kaufen zu können. Nach reiflicher Überlegung hatte er sich für eine Tränke entschieden, die ungefähr die Form eines Fasses hatte. Eines Tages verfingen sich ihre Hörner in der Öffnung, und das Tier blieb mit dem Kopf im Fass stecken. Den Bauer überkam große Verzweiflung, als er feststellen musste, dass er den Kopf der Kuh nicht aus der Tränke befreien konnte. Er beklagte sein Unglück und bat Allah, den Allmächtigen, um Beistand. Was sollte er nun tun? Sollte er die Tränke zerschlagen, die er erst kürzlich für viel Geld auf dem Basar erstanden hatte? Oder sollte er die Kuh schlachten? Nachdenklich blieb er stehen. Dann griff er zum Beil und schlug der Kuh den Kopf ab. Er wollte wenigstens die Tränke retten, musste aber erkennen, dass er auch jetzt den Kopf der Kuh nicht aus der Tränke bekam. Verzweifelt begann er, das wertvolle Gefäß zu zerschlagen. Als er auf die Scherben zu seinen Füßen sah, wurde ihm schmerzlich bewusst, dass er beides verloren hatte: Kuh und Tränke.

Wie entstehen psychosomatische Krankheiten?

Vielen Menschen fällt es schwer, die Hintergründe von Symptomen zu erkennen, insbesondere, wenn sie selbst oder ihre Angehörigen davon betroffen sind. Darum ist es wichtig, den Betroffenen und seine Familie über den Zusammenhang zwischen seinen Symptomen und seinen Konflikten aufzuklären. Wenn diese Aufklärung schon recht früh im Behandlungsverlauf erfolgt, so wirkt sie sich günstig auf die Motivation der Patientenfamilie aus. Es ist hilfreich, sich einen fiktiven Konflikt vor Augen zu führen, der Elemente der Entstehung psychosomatischer Krankheiten beinhaltet:

Stellen Sie sich einen sympathischen, erfolgreichen jungen Mann vor. Dieser Mann hat eine reizende, sorgfältige und ordentliche Frau. Er hat aber auch eine nette, hübsche Freundin, bei der er sich sehr wohl fühlt. Der Mann empfindet ein zweifaches Glück. Die Ehefrau ist glücklich, weil sie von der Freundin nichts weiß. Die Freundin ist glücklich, weil sie meint, dass sie der Ehefrau vorgezogen wird. Alle sind glücklich. Nur steht dieses Glück auf sehr wackeligen Füßen.

Malen Sie sich den Fall weiter aus. Die Freundin fordert nach einiger Zeit:»Entweder sie oder ich. Ich brauche eine klare Entscheidung.« Die Ehefrau schöpft ihrerseits Verdacht, kommt ihrem Mann auf die Schliche und fordert:»Sie oder ich.« Der Mann steht in der Mitte oder, besser gesagt,» sitzt zwischen zwei Stühlen«. Er fühlt sich von beiden angezogen, hat aber Angst vor den Konsequenzen.

Wie sieht es im Erleben dieses Mannes aus? Man kann sich vorstellen, dass er innerlich unruhig wird, leicht erregbar, aggressiv oder sich zurückzieht; er will von allem nichts mehr wissen und entwickelt Depressionen. Er kann plötzlich Kopfschmerzen bekommen, wacht vielleicht in der Nacht wegen Angstträume auf und kann nicht mehr durchschlafen. Er kann im Büro nervös werden, sich nicht mehr richtig konzentrieren. Es kann aber auch sein, dass ihm der ganze Ärger auf den Magen, auf die Galle schlägt. Infolge der Aufregungen und des Konflikts können sich Herzbeschwerden oder sogar rheumatische, asthmatische Beschwerden und Stoffwechselkrankheiten wie Gicht und Diabetes mellitus einstellen. Der junge Mann, der zuvor zwei Frauen sexuell beglückte, wird vielleicht schon bei einer versagen. Er wird die Welt nicht mehr verstehen.

Der Betroffene gerät mit zwei Möglichkeiten in Konflikt, die beide ihre Licht- und Schattenseiten haben. Konflikte sind aber nicht nur auf den sexuellen und körperlichen Bereich beschränkt, sie können auch im Beruf, in der Beziehung zu den Eltern, den Kindern, den Mitmenschen sowie zur Religion und zur Weltanschauung auftreten.

Die zerbrochene Schale

Eine verheiratete Frau hatte auf einer Reise einen Liebhaber kennen gelernt und mit ihm eine schöne Zeit verbracht. Wieder zu Hause, dachte sie fortwährend an ihren Freund. Nichts erweckte mehr ihr Interesse. Der Erfolg des Mannes war ihr gleichgültig wie die Wolken am Himmel. Sie langweilte sich. Vor Trauer und Langeweile hätte sie weinen wollen, musste aber das Weinen unterdrücken, weil sie befürchtete, ihre Tränen könnten sie und ihre geheimen Wünsche verraten. Wie unabsichtlich ließ sie am Abend eine kostbare Schale fallen. Die Schale zerbrach, und die Frau fing so herzzerbrechend an zu weinen, dass ihr Mann ihr nicht böse sein konnte. Im Gegenteil, zusammen mit der Schwiegermutter tröstete er seine Frau und sagte:»Meine geliebte Frau, so schlimm ist es doch nun wieder nicht. Die Schale ist deine Tränen nicht wert.« Doch die Frau weinte sich ohne Unterbrechung ihre Langeweile und ihren Kummer vom Herzen.

Positive Stressbewältigung

Wir alle befinden uns in einem Umfeld, in dem Probleme besonders gut zu gedeihen scheinen: Arbeitsdruck, Verantwortung, Engagement für Unternehmen und Mitarbeiter auf der einen – Familie, Freizeit, Erholung und sonstige soziale Kontakte auf der anderen Seite stehen sich oft gegenüber. Die Folgen, manchmal als »Managerkrankheit« bezeichnet, bleiben sowohl im körperlichen als auch im psychischen Bereich nicht aus (psychosomatische Reaktion). In den Industrieländern äußert sich dieser Zusammenhang in den berühmten Todsünden der Zivilisation, den Risikofaktoren. Folgende fünf Faktoren sind bei der Entstehung und Entwicklung psychosomatischer Erkrankungen, vor allem aber der so genannten Zivilisationskrankheiten, beteiligt:

1. Alkohol, Rauschmittel und Drogen
2. Rauchen
3. Übergewicht
4. Bewegungsmangel
5. Emotionaler Stress (Angst und innere Spannungen)

Entsprechend dem orientalischen Motto »Wenn du eine hilfreiche Hand brauchst, so suche sie am Ende deines eigenen Armes!« sollte jeder von Ihnen als erstes seine eigenen Fähigkeiten und Selbsthilfepotenziale erkennen und aktivieren, sozusagen das »Marketing der eigenen Person« betreiben, um erfolgreich eine spezielle Störung zu beheben.

Beschwerden und Physiologie

Stress ist ein akuter Spannungszustand des Organismus, in dem dieser gezwungen ist, seine Abwehrkräfte zu mobilisieren, um einer bedrohlichen Situation zu begegnen. Der menschliche Körper funktioniert nach Ansicht der Experten am besten, wenn er einer mittleren Belastung (Eustress) ausgesetzt ist. Sind die Belastungen (Stressoren) zu hoch oder zu niedrig, tritt Stress im Übermaß auf (Distress), der zur Leistungsabnahme führt. Die Chinesen sprechen von »Winchi«. »Win« bedeutet »Vorsicht: Gefahr«, »chi« Möglichkeiten zur Veränderung. Im Deutschen spricht man von einer Entwicklungskrise.

Willensstärke gefragt

Hans Selye zufolge (1974) unterscheidet man drei Phasen. Die erste Phase, die so genannte Alarmreaktion, ist von funktionellen Einbußen, zum Beispiel bei der Immunabwehr, begleitet. Es werden aber auch die körperlichen Verteidigungskräfte mobilisiert. Die zweite Phase ist das Stadium der Anpassung (Adaptation) oder des Widerstands. Das Hormon Cortisol schafft die Voraussetzungen für die Reparatur der durch Distress eingetretenen Schäden. In der dritten Phase, dem Stadium der Erschöpfung, tritt eine so genannte Adaptationskrankheit (Syndrom) ein. Diese Phase wird um so eher erreicht, je schlechter die körperliche Konstitution und je geringer der Wille zum Widerstand ist.

Aus der Sicht der Positiven Psychotherapie kann jede Anpassung des Organismus an neue Situationen in diesem Sinn als Stress wirken. Vieles spricht sogar dafür, dass der Mensch ein Mindestmaß an Spannung, Stress, braucht. Stress ist nicht für jeden gleich. Für den einen wirken Leistungsanforderungen, für den anderen die Konfrontation mit Unordnung, Unhöflichkeit, Untreue oder betonter Pünktlichkeitsforderung als Stress.

Das Konfliktmodell

Äußere Ereignisse (»Life-events« wie berufliche Veränderung, Umzug, Todesfall) und Mikrotraumen (Anhäufung von Ereignissen wie Unpünktlichkeit des Partners, Zugverspätung, Unzuverlässigkeit und Ungerechtigkeit eines Mitarbeiters) treffen auf die Persönlichkeit eines Menschen in ihrer körperlichen, psychischen, sozialen und geistigen Dimension. Durch dieses Aufeinandertreffen äußerer Belastungen und persönlichkeitsbedingter Möglichkeiten und Fähigkeiten zur Verarbeitung dieser Belastungen entsteht der Aktualkonflikt.

Man unterscheidet zwischen Erlebnissen von hoher Stressintensität und solchen, die allgemein als wenig belastend empfunden werden. Unerwartete Ereignisse sind zudem stärker stressfördernd als voraussehbare.

Die Mücke wird zum Elefanten

Die so genannten Kleinigkeiten oder Lappalien potenzieren sich unter gewissen Bedingungen, bis sie schließlich dramatische Ausmaße annehmen, entsprechend der Redewendung: »aus einer Mücke einen Elefanten machen«. Man könnte es auch folgendermaßen ausdrücken: »Kleinigkeiten« pflanzen sich durch »Zellteilung« fort und geraten schließlich außer Kontrolle. Sie sammeln sich so lange an, bis der bislang unterschwellige Konflikt akut wird. Psychosomatische Störungen entstehen nicht aus heiterem Himmel, sondern haben ihre eigene Geschichte. Sprachlich wird diese Geschichte vielfältig umschrieben.

»Seit Jahren rege ich mich schon darüber auf und leide darunter«; »ich habe mich in der Zwischenzeit damit abgefunden«; »ich kann es bald nicht mehr aushalten«; »tausendmal habe ich es ihm gesagt«; »ich kann tun, was ich will, er ändert sich doch nicht«; »immer habe ich die Last auf mich genommen«; »ich konnte nie nein sagen.«

Für viele Betroffene sind jedoch die Auslöser dieser Konflikte bereits keine Kleinigkeiten mehr. »Wenn ich mit meinem Mann über meine Probleme sprechen möchte, hört er nicht richtig zu und sagt dann, das seien doch alles Kleinigkeiten. Für mich sind das keine Kleinigkeiten. Mich ärgert diese Gleichgültigkeit sehr«, klagte eine 33-jährige Lehrerin, die unter Kopfschmerzen, partnerschaftlichen Konflikten, Sexualstörungen und Stoffwechselkrankheiten litt.

Praktische Konsequenzen, Selbsthilfe

Wie reagieren Sie, wenn jemand zu einer Sitzung zu spät kommt, lautstark seinen Stuhl rückt und die Sitzung stört? Wie reagieren Sie, wenn neben Ihnen jemand sitzt, dessen Haar ungepflegt ist, auf dessen Hemd Fettflecken sind und der für Sie unangenehm riecht? Wie reagieren Sie einem Partner gegenüber, den Sie bereits mehrere Male darum gebeten haben, Ordnung zu halten, der aber alles in schönster Unordnung zurücklässt? Was empfinden Sie, wenn Sie jemand, dem Sie etwas Wichtiges anvertraut haben, Ihr Vertrauen enttäuscht?

Solche Ereignisse, die uns tagtäglich begleiten, gehen nicht spurlos an uns vorüber. Was wir hören, sehen, erfahren und erleben, müssen wir verarbeiten. Unsere Sinne leiten die Informationen an das Gehirn weiter, das die neue Information auf der Grundlage der früher erhaltenen Informationen bewertet. Wie man etwas erlebt, hängt zum einen von den Vorerfahrungen, zum andern von der jeweiligen Situation sowie davon ab, wer etwas sagt und auf welche Art und Weise.

Wir sind aber nicht nur das Produkt unserer Vorerfahrungen und unserer Umwelt, sondern können auch selber unser Erleben beeinflussen, aktiv in unser Leben eingreifen und Risikofaktoren abbauen, indem wir uns folgende drei Fragen stellen:

1. Worüber ärgere ich mich eigentlich? Was bereitet mir Angst, Unbehagen oder Freude?
2. Welche Möglichkeiten habe ich, das Problem zu lösen?
3. Was würde ich machen, wenn ich keine Probleme und Beschwerden hätte?

Situationskontrolle führt zur Lösung

Die Situationskontrolle dient als Orientierungshilfe für die Beobachtung und die Lösung von zwischenmenschlichen Problemen. In der ersten Spalte (Situation) wird die bestehende Konfliktsituation kurz dargestellt: worüber man sich wann und unter welchen Bedingungen ärgert. In der zweiten Spalte (Ist-Wert) wird beschrieben, wie man in der geschilderten Situation reagiert hat: Wie hat man sich gefühlt, wie gehandelt, was hat man gesagt, was gedacht? In der dritten Spalte (Soll-Wert) wird dargestellt, wie man der eigenen Ansicht nach hätte besser reagieren können.

Situation (Was liegt vor?)	Ist-Wert (Wie habe ich reagiert?)	Soll-Wert (Wie kann ich besser reagieren?)
Ich habe gerade meine Zuckerwerte gemessen und festgestellt, dass sie schon wieder stark überhöht sind.	Kein Wunder: Ich habe mich maßlos über die Unpünktlichkeit meiner Frau aufgeregt und sie angebrüllt: »Du verdirbst mir den ganzen Abend. Immer bist du unpünktlich! Auf den Theaterbesuch heute Abend können wir verzichten, und mit dem Ausflug am Wochenende brauchst du erst gar nicht zu rechnen!	Ich könnte zu meiner Frau sagen:»Wenn ich dir irgendwie helfen kann, sag es mir, sonst kommen wir zu spät. Das nächste Mal werde ich dich früher daran erinnern, dass wir weggehen wollen. Dann können wir uns zeitiger vorbereiten.«
Meine Frau ist mit dem Auto unterwegs. Ich habe Angst, dass der Wagen nicht heil wieder in die Garage kommt, obwohl ich weiß, dass meine Befürchtung unbegründet ist und zudem meine Zuckerwerte darunter leiden, wenn ich mich so aufrege.	Als die Frau zurückkehrt, empfängt der Mann sie mit den Worten: »Ich kann froh sein, dass du den Wagen nicht kaputtgefahren hast. In Zukunft fährst du das Auto gefälligst nur, wenn du es nachher auch wieder putzt!«	Der Mann sagt zu seiner Frau:»Bevor du das nächste Mal allein in die Stadt fährst, üben wir das Fahren noch einmal zusammen. Ansonsten können wir uns einigen, wann einer von uns den Wagen haben kann.«

Führen Sie nun Ihre eigene Situationskontrolle durch und tragen Sie Ihre Daten in die Spalten folgender Liste ein:

Situationskontrolle

Situation	Ist-Wert	Soll-Wert

Eine Metapher für das positive Vorgehen

Das positive Vorgehen lässt sich mit folgender Situation vergleichen. Ein Mann stellte fest, dass er Schulden hatte. Dieser Gedanke ließ ihn nicht mehr schlafen. Er litt unter Depressionen und wollte aus dem Leben scheiden. Dies klagte er einem guten Freund, der sich geduldig die Sorgen anhörte. Anschließend sprach er jedoch nicht über die Schulden. Das verwunderte den Mann sehr. Sein Freund sprach stattdessen von dem, was der Mann noch als Eigentum besaß, vom Geld, das er hatte, und von den Freunden, die bereit waren, ihm zu helfen. Plötzlich sah dieser seine Situation mit anderen Augen. Indem er seine Energie nicht mehr auf die vergeblichen Sorgen um die Schulden verwandte, sondern sie im Verhältnis zu seinem tatsächlichen Vermögen sah, hatte er genügend Kraft zur Verfügung, um sein Problem zu lösen.

Das Konzept der Positiven Psychotherapie bei Diabetes mellitus

Während viele der bestehenden psychotherapeutischen Verfahren von Störungen und Krankheiten ausgehen, erfordert die vorbeugende (präventive) Medizin und Psychotherapie eine andere Vorgehensweise, bei der statt von den Störungen zunächst von den Entwicklungsmöglichkeiten ausgegangen wird. Werden diese Fähigkeiten in ihrer Entwicklung gehemmt, vernachlässigt oder nur einseitig ausgeformt, kommt es – verdeckt oder offen – zu Konflikten.

Hilfreich ist es, wenn man sich in diesem Zusammenhang Weisheiten, intuitive Gedanken und Verhaltensweisen der orientalischen Welt im Vergleich zu unserer westlichen Kultur vergegenwärtigt: Wenn hierzulande jemand krank ist, möchte er seine Ruhe haben. Er wird von wenigen Menschen besucht, denn Besuche werden auch als soziale Kontrolle empfunden. Ist hingegen in der orientalischen Welt jemand krank, so wird das Bett ins Wohnzimmer gestellt. Der Kranke ist Mittelpunkt und wird von zahlreichen Familienmitgliedern, Verwandten und Freunden besucht. Ein Ausbleiben der Besucher würde als Beleidigung und mangelnde Anteilnahme aufgefasst.

Indem man sich klarmacht, dass das gleiche Verhalten in einer anderen Kultur oder zu einer anderen Zeit nach anderen Maßstäben bewertet wird, es dort als auffällig oder wünschenswert gilt, vollzieht sich eine Erweiterung des Horizonts. Die psychosoziale Exploration, die Frage nach den Ursachen und Bedingungen von somatischen Störungen und Konflikten, ist der erste Schritt bei der Krisenintervention und Stressbewältigung bei Diabetes mellitus.

Die im Folgenden dargestellte Skala der Stressoren verdeutlicht, dass es Erlebnisse von hoher Stressintensität gibt und solche, die als wenig belastend empfunden werden, und dass unerwartete Ereignisse wesentlich stärker stressfördernd sind als vorhersehbare. Schließlich ist ausschlaggebend, ob ein Stressor nur einmalig einwirkt oder länger anhält und so zu zunehmender Belastung führt.

Skala der Stressoren

1.	Tod des Ehegatten	100
2.	Scheidung	73
3.	Trennung	65
4.	Gefängnis	63
6.	Verletzung oder Krankheit	53
7.	Verheiratung	50
8.	Arbeitsentlassung	47
9.	Eheliche Versöhnung	45
10.	Pensionierung	45
11.	Änderung der Schlafgewohnheiten	16
12.	Änderung der Familienzusammensetzung	15
13.	Änderung der Essgewohnheiten	15
14.	Ferien	13
15.	Weihnachten	12
16.	Kleine Gesetzesüberschreitung	11

Notieren Sie nun in der nachstehenden Tabelle Ihre eigenen Stressfaktoren und -punkte der letzten fünf Jahre, es ist der erste Schritt zur Selbsthilfe:

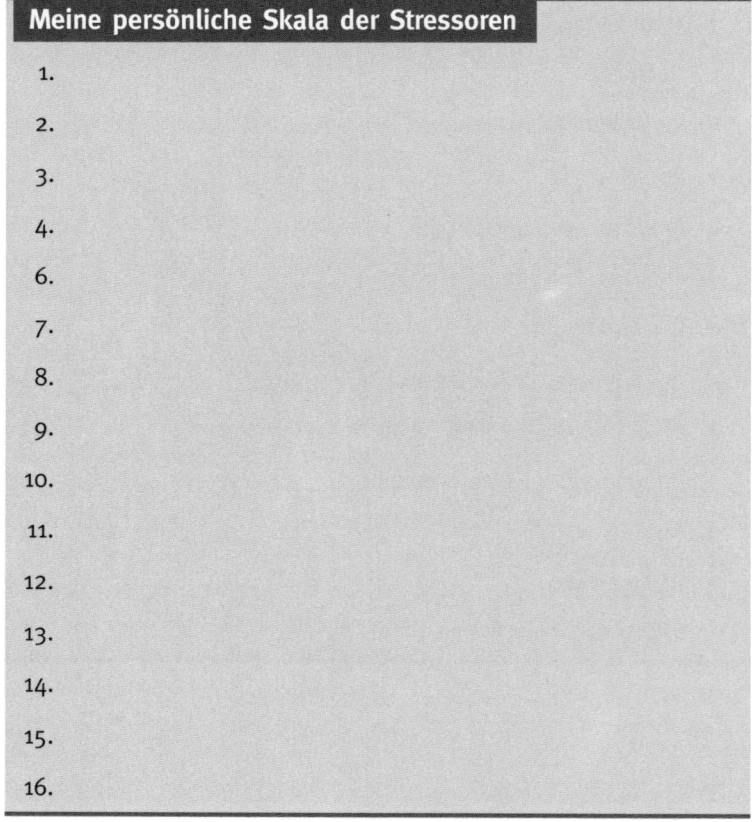

Meine persönliche Skala der Stressoren
1.
2.
3.
4.
6.
7.
8.
9.
10.
11.
12.
13.
14.
15.
16.

9 Argumente für eine Positive Psychotherapie und Selbsthilfe

1. *Die Positive Psychotherapie geht vom »positum«, d. h. vom Tatsächlichen und Vorgegebenen aus.* Tatsächlich und vorgegeben sind nicht nur Störungen und Konflikte, die eine Familie mit sich bringt, sondern auch die Fähigkeit, mit diesen Konflikten umzugehen. Der Patient gibt seine Patientenrolle auf und wird zum Therapeuten seiner selbst und seiner Umgebung (Selbsthilfe). Die Positive Psychotherapie berücksichtigt die positiven Aspekte jeder Krankheit. Es wird nach der Bedeutung gefragt, die ein Symptom für einen Menschen und seine nähere Umgebung hat und dabei auch die »positive« Bedeutung miterfasst: Welche positiven Aspekte hat das Erröten? Welche Vorteile bringen Hemmungen mit sich? Welche Funktionen erfüllen Schlafstörungen, Kopfschmerzen, Kreislaufbeschwerden und Diabetes mellitus? Was bedeutet für mich die Tatsache, dass ich Angst oder Depressionen habe?

2. *Die Mikrotraumentherorie berücksichtigt Konfliktinhalt und Konfliktdynamik:* Ausgehend von der Frage:»Was haben alle Menschen gemeinsam (das Bewusstsein der Gemeinsamkeit und Einheit) und wodurch unterscheiden sie sich (das Bewusstsein der Individualität und Einzigartigkeit)?« beschreibt die Positive Psychotherapie ein Inventar von Konfliktinhalten (Aktual- und Grundfähigkeiten). Häufig sind es nicht die großen Ereignisse, die zu Störungen führen, sondern die immer wiederkehrenden kleinen seelischen Verletzungen, die schließlich ein Charakterbild formen, das für einzelne Konflikte besonders auffällig ist. (»Steter Tropfen höhlt den Stein!«)

3. *Das transkulturelle Denken ist Grundlage der Positiven Psychotherapie:* Sie bezieht die Vielfalt der individuell, familiär und kulturell determinierten Erscheinungsformen ein und fördert eine Einheit in der Mannigfaltigkeit.

4. *Konzepte, Mythologien und orientalische Geschichten werden gezielt in die therapeutische Situation einbezogen:* Geschichten unterstützen den Abbau innerer Widerstände und erleichtern die Durchführung der Selbsthilfe, die zur Ergänzung der psychotherapeutischen Maßnahmen dient.

5. *Jeder Mensch ist einzigartig*: Die Therapie wird den Bedürfnissen des Patienten angepasst.
6. *Familienmitglieder als Individuen und gesellschaftliche Faktoren als Rahmenbedingungen* werden in den therapeutischen Prozess einbezogen.
7. *Die Begriffe der Positiven Psychotherapie kann jeder verstehen*: Sprachbarrieren sind ausgeräumt (Chancengleichheit).
8. *Die Positive Psychotherapie bietet ein Grundkonzept für den Umgang mit allen Krankheiten und Störungen*; sie beinhaltet 3 Schwerpunkte: Prophylaxe, eigentliche Therapie und Nachsorge (universale Anwendbarkeit).
9. *Die Positive Psychotherapie bietet durch ihr inhaltliches Vorgehen ein Konzept, innerhalb dessen sich verschiedene Methoden und Fachrichtungen sinnvoll ergänzen können* (metatheoretischer und metapraktischer Aspekt).

Die drei Säulen der Positiven Psychotherapie

1. Der positive Ansatz

Jeder Mensch besitzt zwei Grundfähigkeiten: die Erkenntnisfähigkeit und die Liebesfähigkeit. Je nach den Bedingungen seines Körpers, seiner Umwelt und der Zeit, in der er lebt, werden diese Grundfähigkeiten im Verlauf der Sozialisation unterschiedlich differenziert und durch die einzigartigen Bedingungen der individuellen Entwicklung geprägt. So wie ein Samekorn eine Fülle von Fähigkeiten besitzt, die durch die Umwelt – z. B. den Boden, den Regen, den Gärtner – entfaltet wurden, so entwickelt auch der Mensch seine Fähigkeiten in enger Beziehung zu seiner Umwelt. Die Liebesfähigkeit beinhaltet die Fähigkeit zu lieben und geliebt zu werden. Sie führt in ihrer weiteren Differenzierung zu den primären Fähigkeiten wie lieben können, Vorbild sein, Geduld haben, sich Zeit nehmen, Kontakte knüpfen können, Zärtlichkeit und Sexualität geben und nehmen, vertrauen können, Hoffnung haben, glauben können, zweifeln können, zu Gewissheiten gelangen und Einheit herstellen können.

Die *Erkenntnisfähigkeit* umfasst die Fähigkeit zu lernen und zu lehren. Aus der Erkenntnisfähigkeit entwickeln sich die sekundären Fähigkeiten wie Pünktlichkeit, Sauberkeit, Ordnung, Gehorsam, Höflichkeit, Ehrlichkeit/Offenheit, Treue, Gerechtigkeit, Fleiß/Leistung, Sparsamkeit, Zuverlässigkeit, Genauigkeit und Gewissenhaftigkeit. Die Inhalte der sekundären Fähigkeiten spielen in alltäglichen Beschreibungen und Wertungen und in der gegenseitigen Partnerbeurteilung eine entscheidende Rolle. Auf Sekundärfähigkeiten bezogene Erfahrungen können sich folgenreich auf die Stimmung und das körperliche Empfinden auswirken. So können beispielsweise Pedanterie, Unordnung, ritualisierte Sauberkeit, Unsauberkeit, übertriebene Pünktlichkeitsanforderungen, Unpünktlichkeit, zwanghafte Gewissenhaftigkeit oder Unzuverlässigkeit außer zu sozialen Konflikten auch zu psychischen und psychosomatischen Verarbeitungen führen – wie z.b. Ängsten, Aggressionen und Depressionen – mit ihren Begleiterscheinungen im psychosomatischen Bereich.

Die primären und sekundären Fähigkeiten werden als *Konzepte* in das Selbstbild aufgenommen und bestimmen die Spielregeln dafür, auf welche Weise man sich und seine Umwelt wahrnimmt und wie man Probleme angeht.

Verzeichnis der primären und sekundären Fähigkeiten

Primäre Fähigkeiten	Sekundäre Fähigkeiten
Liebe (Emotionalität)	Pünktlichkeit
Vorbild	Sauberkeit
Geduld	Ordnung
Zeit	Gehorsam
Kontakt	Höflichkeit
Sexualität	Ehrlichkeit/Offenheit
Vertrauen	Treue
Zutrauen	Gerechtigkeit
Hoffnung	Fleiß/Leistung
Glaube/Religion	Sparsamkeit
Zweifel	Zuverlässigkeit
Gewissheit	Genauigkeit
Einheit	Gewissenhaftigkeit

2. Das inhaltliche Vorgehen

Alle Menschen greifen bei der Bewältigung ihrer Probleme auf typische Formen der Konfliktverarbeitung zurück. Sie lassen erkennen, wie man sich und die eigene Umwelt wahrnimmt und auf welchem Weg der Erkenntnis die Realitätsprüfung erfolgt. Während in der westlichen Kultur die Bereiche »Körper« und »Leistung« im Vordergrund stehen, werden in der orientalischen Kultur »Kontakt« und »Phantasie« höher bewertet. Jeder Mensch entwickelt aber seine eigenen, der Einzigartigkeit seiner Persönlichkeit entsprechenden Reaktionsformen. Die vier Bereiche der Verteilung der Lebensenergie und Konfliktverarbeitung, die im folgenden Schema dargestellt werden, können auf wesentliche Aspekte der Störung hinweisen, die in der Maschinerie der organisch-medizinischen Diagnostik gewöhnlich nicht sichtbar werden.

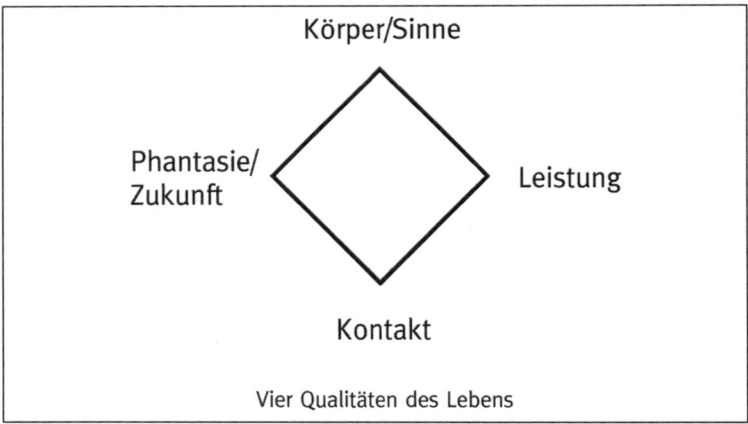

Körper/Sinne

Phantasie/ Zukunft

Leistung

Kontakt

Vier Qualitäten des Lebens

3. Das fünfstufige Vorgehen in der Therapie und in der Selbsthilfe

Die therapeutischen Selbsthilfe-Schwerpunkte und Vorgehensweisen, die im Folgenden kurz umrissen werden, gliedern sich in die Stufen der Beobachtung/Distanzierung, Inventarisierung

(Bestandsaufnahme), situative Ermutigung, Verbalisierung und Zielerweiterung.

Beobachtung/Distanzierung

Welche Symptome und Beschwerden liegen vor? Erstmaliger Symptombeginn? Beschwerdenauslösende Medikamente? Wo und wie ist der Betroffene bisher behandelt worden? Welche Erklärungen wurden für die Krankheit gegeben?

Inventarisierung

Mit welchen Ereignissen wurden der Betroffene und seine Familie in den letzten 5–10 Jahren konfrontiert? Wie wurden sie verarbeitet (vier Formen der Konfliktverarbeitung)? Welchen Einfluss haben die Ereignisse auf das allgemeine Wohlbefinden, den Beruf, die Partnerschaft, die Familie und andere zwischenmenschliche Beziehungen und Zukunftsperspektiven gehabt? Welche primären und sekundären Fähigkeiten wirken mikrotraumatisch?

Situative Ermutigung

Welche positiven Auswirkungen haben die Lebensereignisse und Konzepte auf den Patienten und seine Familie? Positive (konfliktarme) Anteile beim Betroffenen und seiner Familie werden bewusst gemacht und kontinuierlich ermutigt. Medikation? Physikalische Behandlung? Diätmaßnahmen? Entspannungsverfahren?

Verbalisierung

Welche 3 Probleme möchte der Betroffene mit seiner Familie in den nächsten 3–5 Wochen angehen? Probleme werden verbalisiert, konkretisiert und die Kommunikation und/oder Lösungswege in der Familie trainiert.

Zielerweiterung

»Was würden Sie in den nächsten 5 Jahren (Monaten, Wochen, Tagen) gesundheitlich, beruflich, familiär und gesellschaftlich tun, wenn Sie keine Probleme mehr hätten?« Die 5 Stufen orientieren sich an den 5 Formen der Konfliktverarbeitung und haben eine Erweiterung des Repertoires an Konfliktverarbeitungsmöglich-

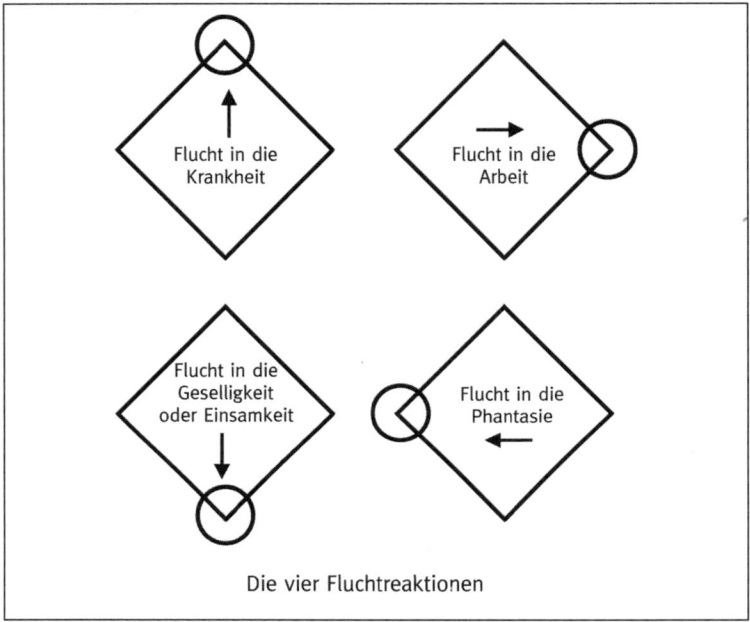

Die vier Fluchtreaktionen

keiten zum Ziel. Wenn die »Waage« der 4 Formen der Konflikt-verarbeitung in der Lebenspraxis durch Flucht in die Krankheit (Körper), Flucht in die Arbeit (Leistung), Flucht in die Gesellig-keit oder in die Einsamkeit (Kontakt) oder Flucht in Träume (Phantasie) aus dem Gleichgewicht gerät, reagiert der Mensch mit physischen oder psychischen Erkrankungen.

Gib du ihm deine Hand

Ein Mann war in einem Sumpf in Nordpersien versunken. Nur sein Kopf schaute noch aus dem Morast heraus. Lauthals schrie er um Hilfe. Bald sammelte sich eine Menschenmenge um den Ort des Unglücks, und einer fasste den Mut, dem Verunglückten zu helfen. »Gib mir deine Hand«, rief er zu ihm herüber. »Ich werde dich aus dem Sumpf herausziehen.« Doch der Versunkene schrie weiterhin um Hilfe und tat nichts, damit der andere ihn herausziehen konnte. »Gib mir deine Hand«, forderte dieser ihn mehrere Male auf. Die Antwort war lediglich ein erbärmliches Schreien um Hilfe. Da trat ein anderer Mann hinzu und sprach: »Du siehst doch, dass er dir niemals die Hand geben wird. Gib du ihm deine Hand, dann wirst du ihn retten können.«

Die fünf Stufen der Positiven Psychotherapie im Rahmen der Selbsthilfe

Wer durch eine Anhäufung von Belastungen (Stress) krank geworden ist, findet in der Positiven Psychotherapie ein Behandlungskonzept, das in relativ kurzer Zeit seine Selbsthilfemöglichkeiten mobilisiert. Dabei stehen die fünf Therapiestufen immer in einem dynamischen Zusammenhang. Sie laufen nicht eine nach der anderen ab, sondern greifen stets als lebendiger Prozess ineinander.

1. Stufe: Beobachtung/Distanzierung

Die Konfliktbeteiligten verhalten sich zunächst wie jemand, der so nahe vor einem Bild steht, dass er es fast mit der Nase berührt. Er sieht lediglich einen kleinen Ausschnitt, ohne das Ganze wahrzunehmen. Versuchen Sie darum, die Stressfaktoren und Konflikte möglichst umfassend zu erfassen und zu beschreiben. Schreiben Sie auf, worüber oder über wen und wann Sie sich ärgern und welche Anlässe Ihnen angenehm sind. Damit beginnt zugleich ein Prozess des Unterscheidenlernens und der Distanzierung, der durch die positive Umdeutung der Symptome durch den Therapeuten unterstützt wird.

Was Sie selbst tun können
Schreiben Sie auf, worüber Sie sich ärgern und worüber Sie sich freuen. Beschreiben Sie diese Situationen genau. Kritisieren Sie nicht, sondern beschränken Sie sich (vorerst) auf die Beschreibung. Sprechen Sie nicht mit dritten Personen über Ihre Probleme/ Beschwerden, sondern notieren Sie genau, unter welchen Umständen die Probleme/Beschwerden auftreten und – noch besser – unter welchen Umständen nicht.
Entwickeln Sie Alternativen: Wie hätten Sie sich in einem bestimmten Konflikt anders verhalten können?
Beispiel: Herr B. hat eine verantwortungsvolle Position in einem krisengeschüttelten Unternehmen, das kurz vor dem Konkurs steht. Seine Nerven sind zum Zerreißen gespannt. Wenn er abends nach Hause kommt, sagt er seiner Frau, dass er erschöpft sei und in Ruhe gelassen werden möchte. Er zieht sich zurück und stopft Süßigkeiten in sich hinein, um der Belastung standzuhalten, obwohl er weiß, dass es für seine Gesundheit schädlich ist, weil er an Diabetes mellitus leidet.
Ist-Wert: Ehefrau:»Mit dir ist nichts anzufangen, nur in der Firma bist du topfit, sonst hast du nie zu etwas Lust. Du kannst dich jetzt entweder für deinen Beruf oder für mich entscheiden!«
Soll-Wert: Ehefrau:»Ich weiß, dass du es im Augenblick sehr schwer hast in der Firma. Ich merke, dass es dir auch gesundheitlich nicht gut geht. Vielleicht kann ich dir ein wenig helfen, wenn ich deine Sorgen kenne und mit dir teile. Gemeinsam fin-

den wir bestimmt eine Lösung, denn Süßigkeiten lassen nur Deine Zuckerwerte ansteigen. Lass uns doch versuchen, diese Durststrecke gemeinsam zu bewältigen!«

2. Stufe: Inventarisierung

Hier geht es um die Art der Konflikt- und Stressbewältigung, die der Betroffene an sich selbst und am Partner beobachtet. Anhand eines Fragebogens (siehe Seite 21ff.) werden die vier Bereiche der Konfliktverarbeitung sowie die primären und sekundären Fähigkeiten besprochen. Ziel ist es, den Wurzeln der Konflikte auf die Spur zu kommen und die Art der Problemverarbeitung zu erkennen.

Was Sie selbst tun können
Schreiben Sie auf, in welchen Bereichen Sie Ihre Probleme austragen. Sind es überwiegend Körper/Sinne, Leistung, Kontakt oder Phantasie. Machen Sie eine Reise in die Vergangenheit und überlegen Sie, wie die Beziehungen Ihrer Eltern zu Ihnen und zueinander waren. Wer war Ihr Vorbild? Welches Motto galt bei Ihnen zu Hause?

Füllen Sie nun den folgenden Fragebogen aus:

Situationskontrolle

Situation	Ist-Wert	Soll-Wert

Wo entdecken Sie bei sich Defizite oder Überbetonungen? Unterscheiden Sie sich in diesen Punkten von Ihrem Partner, und entstehen dadurch Missverständnisse und Konflikte?

3. Stufe: Situative Ermutigung

Indem wir uns mit Dingen beschäftigen, die wir als positiv und anregend erleben, fällt es uns leichter, auch den Dingen ins Auge zu sehen, die wir als unangenehm und negativ empfinden. Diese Stufe wendet sich deshalb zunächst von den Konflikten ab und fragt z. B. nach dem, was eine Familie oder Partnerschaft trotz allem zusammenhält. Auch Geschichten, Parabeln und Spruchweisheiten können helfen, vom beharrlichen Wälzen alter Probleme wegzukommen.

Was Sie selbst tun können

Was positiv oder negativ ist, hängt von den jeweiligen Konzepten ab, die als Maßstab dienen. Fragen Sie nach den Erwartungen und nach der Einstellung hinter dem Verhalten Ihrer Mitmenschen, das Ihnen Probleme bereitet.

Versuchen Sie in den nächsten ein bis zwei Wochen, den anderen nicht zu kritisieren, sondern zu ermutigen, damit sich positive Fähigkeiten stärker ausprägen können.

Auch *paradoxe Ermutigung* ist möglich: Den anderen in seinem problematischen und kritischen Verhalten zu ermutigen, kann Ihnen helfen, sein Verhalten in einem anderen Licht zu sehen. Stellen Sie sich Ihre Konzepte und Gegenkonzepte in Form von Geschichten und Spruchweisheiten vor, z. B.»Wir passen nicht zusammen« – »Gegensätze ziehen sich an«.

4. Stufe: Verbalisierung

Um aus der Sprachlosigkeit oder der Verzerrung des Konflikts herauszukommen, wird schrittweise die Kommunikation mit dem Partner nach festgelegten Regeln trainiert. Während die bisherigen Schritte vor allem die Fähigkeit zu Verstehen gefördert haben, beginnt nun die direkte Auseinandersetzung, um die Konflikte zu lösen, statt sie nur agierend auszutragen.

Was Sie selbst tun können
Sprechen Sie mit dem Partner, der Familie, den Kollegen oder in
einer Selbsthilfegruppe über ihr Problem.
Lernen Sie die Meinung des anderen kennen und setzen Sie die
eigene dagegen.
Suchen Sie nach Lösungen, die allen nützen. Dies geht nur, wenn
Sie ehrlich sagen, was Sie für richtig halten.
Das zeitweilige Tauschen von Funktionen und Rollen kann das
Verständnis füreinander fördern.

5. Stufe: Zielerweiterung

Hier lernt man, den Konflikt nicht auf andere Verhaltensberei-
che zu übertragen, sondern neue und bisher noch nicht erlebte
Ziele anzusteuern. Die Zielerweiterung dient dazu, einen Plan
für die nächste Zeit zu machen, die Lebensqualität sowie die
primären und sekundären Fähigkeiten zu erweitern, neue Ver-
haltens- und Umgangsweisen für sich zu erschließen.

Was Sie selbst tun können
Welche Ziele und Wünsche haben Sie für die nächste Zeit? Was
würden Sie tun, wenn Sie keine Probleme mehr hätten?
Erweitern Sie Ihre Ziele im Bereich der primären und sekundären Fähigkeiten und erschließen Sie sich neue Möglichkeiten
der Konfliktverarbeitung.

Paracelsus und die Ärzte

Sechs Ärzte stehen um einen Kranken, der an Cholera gestorben ist. Fünf von ihnen gehören verschiedenen Sekten der Medizin an. Sie äußern sich darüber, was nach ihrer Auffassung die Ursache des Todes ist: »Ja«, sagt der Repräsentant von Sekte I, »an der Infektion durch den Cholerabazillus ist er gestorben.«

»Nein«, sagt der Vertreter von Sekte II, »an seiner schwächlichen Konstitution, die nicht genug Widerstandskräfte besaß, um die Infektion zu überwinden, daran ist er gestorben. Hätte er über mehr Heilkräfte verfügt, so würde er noch leben.«

»Oh nein«, lächelt der Arzt von Sekte III, »saht ihr denn nicht die Stellung der Gestirne? Da war alles vorherbestimmt! Da war zu lesen, dass der Verblichene gerade, weil die Konfiguration seiner Seele es bedingte, für diesen Tod prädestiniert war.«

»Ach was«, spricht nun der Arzt von Sekte IV, »ein schwaches Ich war er! Feige war er! Ich hatte Gelegenheit zu beobachten, welche Furcht er vor der Cholera hatte. Furcht ist der Nährboden der Infektion! Da haben körperlich Schwächere als er die Cholera überwunden; aber die hatten auch, was er nicht hatte, nämlich Courage im Leib.«

»Oh«, sagte der Fünfte, »was redet ihr doch töricht! Wisst ihr denn nicht, dass alles Leid von Gott als Strafe verordnet ist? Hätte Gott Überwindung der Krankheit gewollt, so hätte er den rechten Arzt zur rechten Zeit gesandt. Krankheit ist das Fegefeuer auf Erden; jener war irdischer Genesung noch nicht wert!«

Der Sechste – Paracelsus – hat schweigend zugehört.

Nun wenden sich die anderen an ihn und fragen: »Wer hat Recht?«

Paracelsus sieht sie an und spricht: »Recht habt ihr alle. Aber ihr habt auch alle Unrecht! Recht habt ihr in dem, was ihr bejaht und feststellt, Unrecht in dem, was ihr verneint und verachtet an der Meinung der anderen.«

3 Ärztinnen und Ärzte stellen Fallbeispiele vor

Nach dem Spruch »Ein Unglück kommt selten allein!« sollte man auch Diabetes mellitus nicht isoliert betrachten. Jede Erkrankung wirkt sich einerseits auf die 4 Qualitäten des Lebens aus, andererseits wirken sich Konflikte in diesen 4 Bereichen wiederum auf die Erkrankung aus:
»Krankheit kränkt, und Kränkung macht krank.«
Was geschieht, bevor es zu dem eigentlichen Krankheitsablauf kommt? Welche Voraussetzungen und Risikofaktoren steigern die Krankheitsbereitschaft bzw. mindern die Widerstandsfähigkeit? Inwieweit wird der Verlauf der Krankheit durch die Einstellung des Kranken und seiner Umgebung beeinflusst?
Hinweise auf diese Zusammenhänge finden sich in der Beschreibung der folgenden Krankheitsbilder. Sie stammen von Ärztinnen und Ärzten, die in einer eigenen Praxis oder in einer Klinik tätig sind (Dr. med. Maria L. Diaz in Offenbach, Dr. med. Elisabeth Linn in Linden-Leihgestern, Dr. med. Regina Sachse in Bad Camberg, Dr. med. Wolfgang Schuck in Laufach, Dr. med. Johannes Umlauf in Fulda). Die Diabetes-Patienten wurden bis jetzt hauptsächlich unter dem organisch-medizinischen Gesichtspunkt gesehen. Nach ihrer Fort- und Weiterbildung in der Wiesbadener Akademie für Psychotherapie und der Akademie der Landesärztekammer Hessen in Bad Nauheim wurden psychosomatische und psychische Aspekte intensiv in die Behandlung einbezogen.

Fall 1: Herr L. (33 Jahre), Diabetes mellitus mit psychovegetativen und psychischen Symptomen

Kurztherapie

Sie erfolgte ab Juni 1997 wöchentlich und erstreckte sich über 25 Sitzungen. Als Hauptanliegen nannte der Patient seine körperlichen Symptome und die Beseitigung seiner Angst, die als Stressoren seinen Diabetes noch verschlimmern und daher ihn in seiner Lebensqualität erheblich einschränken würden.

Beobachtung und Distanzierung

Der 33-jährige, leger gekleidete Patient wirkte im Gespräch erregt und ängstlich. Er kam mit seiner Ehefrau und machte einen hilflosen, unselbstständigen Eindruck. Während des Gesprächs zeigte er sich labil und introvertiert. Seine Haut wirkte blass und aufgeschwemmt.

Er klagte über Herzstechen. Schnellatmigkeit, Erstickungsangst, Schwindel, hoher Blutdruck, Müdigkeit, Magenbeschwerden, Arbeitsstress, Prüfungsstress, soziale Isolation. Er sagte, er habe Angst, allein auf der Autobahn zu fahren, weil im Fall einer Herzattacke nicht schnell genug Hilfe zur Stelle sei. Darüber hinaus beschrieb er seine Ängste, allein im Fahrstuhl zu fahren, allein im Wald spazieren zu gehen, allein durch leere Gebäude zu laufen und Karussell zu fahren, weil er sich dann in einer Situation fühle, der er entfliehen wolle, aber nicht könne.
Anhand des Balancemodells und der Bestimmung seiner persönlichen Energieverteilung erkannte der Patient sofort, dass seine Raute der 4 Lebensbereiche ins Ungleichgewicht geraten war, weil der Bereich Leistung stark überbetont und die Bereiche Zukunft, Körper und Kontakt unterbesetzt waren. Die vorsichtige Deutung, dass die Symptome den Sinn hätten, ihn auf diese im Schatten stehenden Bereiche und seine bisher nicht gelebten Bedürfnisse aufmerksam zu machen, konnte der Patient spontan bestätigen.

Inventarisierung

Die *positive Deutung*, dass die vielfältigen Beschwerden als Organsprache zu deuten wären, konnte der Patient gut nachvollziehen. Er sollte aufmerksam gemacht werden, dass er für seine Probleme bisher nur Kompromisse gefunden hätte und neue Konfliktlösungen nötig wären, um sein Leben auch in Zukunft sinnvoll zu gestalten. Jetzt gelte es, die dahinter liegenden Konzepte und Ideale verstehen zu lernen.

Im Rahmen der Schilderung seiner umfangreichen Krankenge-
schichte wurden folgende »life-events« als bedeutsam zusam-
mengetragen:

- Heirat 1989
- Hausbau seit 1989
- Geburt des ersten Kindes 1989 (inzwischen 2 Kinder)
- Umschulung vom KFZ-Mechaniker zum Chemiefacharbeiter
- Meisterschule seit Mai 1997
- Tod eines Kollegen im Betrieb: an Asthma erstickt

Von der Vielzahl der Punkte war der Patient ganz erschüttert,
viele Ereignisse hatte er noch nicht in der vollen Tragweite
realisiert und die damit verbundene chronische emotionale
Belastung unterschätzt. Beim Aufschlüsseln der »life-events«
wurde erst deutlich, welche psychosoziale Normen seine eigenen
Einstellungen, Erwartungen und Verhaltensmuster prägten.
Mikrotraumatische Bereiche waren bei ihm Gerechtigkeit,
Ordnung, Zuverlässigkeit und Höflichkeit. Der *innere Konflikt* des
Patienten entstand vor allem durch seine Ambivalenz zwischen
Höflichkeit und Ehrlichkeit.

Mit Hilfe der *Vorbilddimensionen* ergab sich folgendes Entwick-
lungsbild: Herr L. ist der zweite von insgesamt fünf Kindern.
Seine ältere Schwester und er haben den gleichen Vater, die
anderen Kinder sind von anderen Männern. Herr L. hat seinen
Vater nie kennen gelernt. Er erinnert sich, dass einer der späteren
Partner seine Mutter ihn und seine Schwester eingesperrt hat
und anschließend auf »Tour« ging. Ein enges und positives
Verhältnis zu den Geschwistern habe nicht bestanden. Das Verhältnis zu seiner Mutter bezeichnet er als nicht gut; sie habe sich
nie für ihn interessiert, was er als ungerecht erlebte. Er sagt,
noch heute sei das Verhältnis zur Mutter schwierig, bei Familien-
festen lasse sie ihn entweder »links liegen« oder er fühle sich von
unausgesprochenen Erwartungen bedrängt. Zu einem Stiefvater
habe er in seiner Kindheit eine engere Beziehung dadurch
aufgebaut, dass er ihn bei handwerklichen Arbeiten in der
Nachbarschaft und Umgebung begleitet und ihm geholfen habe.
Deshalb sei Leistung für ihn immer ein Bereich gewesen, durch
den er Nähe zu anderen Menschen herstellen konnte. Die partnerschaftlichen Beziehungen seiner Mutter habe er nie als herzlich

erlebt. Gäste kamen selten oder so gut wie nie ins Haus. Über religiöse bzw. ethische Themen wurde zu Hause nicht gesprochen. Der Vater war katholisch, die Mutter evangelisch.

Situative Ermutigung

Durch die Therapie und die Beschäftigung mit Geschichten und Spruchweisheiten, die ihm eine Relativierung und Einbindung seiner Probleme in einen größeren Zusammenhang ermöglichte und stark emotional ansprach, fühlte sich Herr L. erleichtert und endlich ernst genommen: seine ganze problematische Situation bekam so einen Sinn. Unterstützend konnte auch die jeweils aktuelle Symptomatik in der Therapie genutzt und positiv umgedeutet werden (Schwitzen, Unruhe der Hände).

Verbalisierung

Bei dem Patienten besteht aufgrund seiner Sozialisation eine Aggressionshemmung mit Betonung der Höflichkeit und Erfüllung der Erwartungen der Bezugsperson. Er lernte, nicht zu widersprechen, jedoch sich durch sein Handeln zu widersetzen und sich die für ihn lebensnotwendige Zuwendung über Leistung zu verschaffen. Die deutlich ausgeprägte sekundäre Fähigkeit »Gerechtigkeit« bewirkt in Verbindung mit der vorliegenden Höflichkeits-/Ehrlichkeitsproblematik eine Beziehungsunsicherheit, die zur Konfliktunfähigkeit führt.

Im Rahmen der fünf Stufen der Konfliktverarbeitung wird der Patient angeleitet, seine Probleme wahrzunehmen und seine Familienkonzepte zu hinterfragen (Motto: »Ich muss mich allein durchschlagen«). Durch die Besprechung der Missverständnisse bezüglich Leistung und Anerkennung und durch die Beschäftigung mit den dadurch sich zu eigen gemachten Erwartungshaltungen der anderen bzw. mit dem Erwartungsdruck werden dann die Gewissenskonflikte hinsichtlich Ehrlichkeit, Gerechtigkeit und Gehorsam aufgezeigt und relativiert. Zentrale Bedeutung hat dabei, dass der Betroffene lernt, seine Symptome zu verstehen und seine Beschwerden zu akzeptieren. Die Trauerarbeit für die nicht ausgelebten Bereiche geht mit der Bearbeitung der Sinnfrage und des Zukunftsbereichs einher. Durch die aktive Mitarbeit der

Ehefrau und ihren Einsatz als »Therapeutin im Alltag« wird Herr L. in der Aufarbeitung seiner alten Familienkonzepte und in dem dadurch eingeleiteten Abbau seiner Ängste unterstützt.

Zielerweiterung

Bei dem hochmotivierten Herrn L. werden unter der Mitarbeit der Ehefrau die Selbsthilfepotentiale geweckt, die sich im konkreten Handeln erproben lassen. Die weiterführende Frage, welche Ziele Herr L. nach Aufarbeitung und Auflösung der aktuellen Probleme angehen will, wird im Therapieverlauf konkretisiert werden.

Fall 2: Frau B. (34 Jahre), starke Einschränkung der Sehfähigkeit und depressive Störungen aufgrund von Diabetes mellitus

Diagnose

In bestimmten Zeitabständen periodisch wiederkehrende depressive Störung, auf der Basis einer abnormen Trauerreaktion nach aufgetretenem Diabetes mellitus im Alter von neun Jahren mit massiven anhaltenden körperlichen Beschwerden (Einblutung in den Augen/starke Einschränkung der Sehfähigkeit, Insulinpumpe).

Beobachtung und Distanzierung

Die 34-jährige Patientin kommt alleine zum Erstgespräch. Sie erscheint gepflegt. Auf den ersten Blick wirkt sie introvertiert und bedrückt, jedoch gut erreichbar. Ihr Gemütszustand ist labil: Die Darstellung ihres Anliegens erfolgt stockend, sie ringt mehrfach um Fassung und bricht in Tränen aus. Nach kurzer Zeit gewinnt sie aber ihre Fassung zurück.

Sie schildert, dass sie immer wieder unter ihrer Niedergeschlagenheit leide, an nichts mehr Interesse oder Freude habe und oft müde sei. Im Augenblick gebe es niemanden, mit dem sie sprechen könne – eine Partnerschaft sei vor einigen Monaten zu Ende gegangen. Darüber sei sie immer noch sehr traurig. Durch die starke Sehbehinderung, die durch den Diabetes entstanden sei, habe sie oft nicht den Mut, auf andere Menschen zuzugehen, denen gegenüber sie sich nicht »ebenbürtig« fühle. Manchmal denke sie daran, sich das Leben zu nehmen, aber ihre Anbindung an eine freie Christengemeinde und ihr Glaube haben sie bisher davon abgehalten. Schon als Kind habe sie keine enge Freundin gehabt – vielleicht seien ihre Ansprüche an eine echte Freundschaft zu hoch.

Bereich Körper/Sinne
Schlafstörungen durch immer wiederkehrende Gedanken, vegetativ-funktionelle Störungen: Herz- bzw. Pulsrasen, Erschöpfung.

Bereich Arbeit/Leistung
Intensive Anstrengungen, die gestellten Aufgaben zu erfüllen, ohne auf körperliche Schwachpunkte zu achten (z. B. stundenlange Bildschirmarbeit, durch welche die Augen sehr angestrengt werden).

Bereich Kontakt/Kommunikation
Sozialer Rückzug aus dem Freundeskreis und der Gemeinde. Mit den Eltern und Geschwistern ist der Umgang sehr anstrengend und oft von Streit und Schuldgefühlen begleitet (weil sie sich vorwirft, sich nicht genügend zu kümmern). Sie ist schnell gekränkt und verletzbar. Selbstzweifel und Minderwertigkeitsgefühl.

Bereich Phantasie/Zukunft/Religion
Selbstmordgedanken, Perspektivlosigkeit, Grübeln. Anhand des Balancemodells wurde die persönliche Verteilung ihrer Lebensenergie auf die 4 genannten Bereiche ermittelt. Frau B. erkannte, dass alle 4 Bereiche bei ihr im Augenblick negativ besetzt sind. Besonders hervorzuheben ist der Bereich Kontakte/Kommunikation, der von ihr momentan besonders beeinträchtigt erlebt wird und eine wichtige Bedeutung hat.
Die Deutung, dass die augenblickliche Krise für Frau B. eine Chance darstellt, ihr Leben neu zu bestimmen, sich neu zu orientieren und dass dabei die auftretenden Symptome ein Hinweis auf die erforderlichen, hilfreichen Schritte darstellen, nahm Frau B. spontan an und motivierte sie für die therapeutische Aufarbeitung der Konflikte.

Inventarisierung

Nach der genannten ersten Deutung war Frau B. sehr motiviert, die vorhandenen Konflikte differenziert zu benennen und sowohl hinsichtlich ihres Verhaltens als auch ihrer inneren Verarbeitung zu beschreiben und aufzuarbeiten. Die Ankündigung, dass die geplante tiefenpsychologisch fundierte Psychotherapie ihre eigenen Ressourcen aktiviert und ihr Strategien vermittelt, mit denen sie eigenständig ihre Lebenssituation aufarbeiten und bewältigen könne, motivieren sie sehr. In einem ersten Schritt wurden die konflikthaften Erlebnisse in den größeren Lebenskontext gestellt.

Im Rahmen der Inventarisierung wurden zusätzlich zu den »life events« der letzten zehn Jahre auch noch jene aufgezählt, die für das Leben von Frau B. besonders traumatisierend waren:

1973	Diagnose: Diabetes mellitus im Alter von 9 Jahren
1987	1. Einblutung > Laserbehandlung > Augenoperation > Arbeitsunfähigkeit
1988	Abbruch der Krankenschwesterausbildung > Erwerbsunfähigkeit
1988	Arbeitserprobung bzw. Umschulungsprogramm
1988	Erste Partnerschaft
1989	Sterilisation
1989	Ende einer einjährigen Partnerschaft
1990/91	Zwei kurze Beziehungen
1991	Konflikte mit den Eltern und einer Schwester
1992	Umzug aus Frankfurt aus beruflichen Gründen
1992	Augenoperation in Würzburg
1992	Beendigung einer Partnerschaft nach einem Monat
1992	Eintritt in eine charismatische Gemeinde > Konflikte mit den Eltern
1993	Taufe
1995	Großer Familienkonflikt > ein Bruder bricht den Kontakt zur Familie ab
1995	Insulinpumpe
1996	Umzug in eine WG mit einer Freundin
1996	Unfall des Vaters mit längerem Krankenhausaufenthalt

1997   Auflösung der WG wegen Konflikte mit der Freundin
1997   Neue Partnerschaft dauert ein halbes Jahr
1997   Krebsoperation des Vaters
1998   Herzinfakt der Mutter

Die Auflistung dieser Lebensereignisse erstaunte Frau B. sehr, hatte sie doch bis dahin das Ausmaß der auf sie zugekommenen Konflikte für wesentlich geringer betrachtet. Die Aufarbeitung der Vorbilddimensionen zeigte folgende Familiensituation auf: Im Familiengefüge wurde die Patientin als jüngstes von vier Kindern mit der früh aufgetretenen Diabeteserkrankung sehr geschont und nicht in ihren Fähigkeiten gefordert bzw. gefördert. Der Vater war in seinem Erziehungsstil tendenziell autoritär und duldete wenig Eigeninitiative der Kinder. Die Mutter war durch eine jahrzehntelange Erkrankung (Angina pectoris seit über zwanzig Jahren) eher angepasst, hatte immer große Angst um die Kinder und behütete sie auf übertriebene Weise.
Als der zweite Bruder (der dritte in der Geschwisterfolge) nach einem heftigen Streit mit den Eltern mit ca. 15 Jahren einen Selbstmordversuch unternahm, war Frau B. zutiefst schockiert; sie wurde noch angepasster und zog sich noch mehr in sich zurück. Seither ist ihr Verhältnis zu Personen, die als Autorität gelten, und der Umgang mit von ihnen gestellten Aufgaben angstbesetzt und von Minderwertigkeitsgefühlen begleitet.
Das Scheitern ihrer eigenen Beziehungen durch ein klammerndes, angepasstes, abhängiges Verhalten, das sie bei der Mutter beobachten konnte, förderte bei Frau B. die Entwicklung der Angst, ebenfalls beziehungsunfähig zu sein.
Es leuchtete Frau B. ein, dass es durch die Anhäufung all dieser unverarbeiteten Ereignisse und Konflikte in ihrem Leben zum Ausbruch der Depression kam.

Situative Ermutigung

Durch den Einsatz von Lebensweisheiten und Geschichten wurde Frau B. emotional angesprochen. Dabei wurde ein Perspektivenwechsel bzw. eine Horizonterweiterung im Hinblick auf die Konflikte erzielt. Der durch ihre Lebensgeschichte stark ausgeprägte Höflichkeits-/ Ehrlichkeitskonflikt konnte im bisherigen Therapieverlauf auf die verschiedenen Konfliktsituationen übertragen werden. Die gemeinsame Erarbeitung bisher nicht angewandter Konfliktstrategien bewirkten bei Frau B, den Wunsch, diese auf ihre Probleme anzuwenden.

Verbalisierung

Als *Grundkonflikt* besteht bei Frau B. auf der Basis einer Aggressionshemmung und deutlich ausgeprägter Höflichkeit die Verleugnung eigener Bedürfnisse. Durch die konfliktbeladene, krankheitsbelastete Kindheit der Patientin und die auf die Patientin projizierte Rolle des schwachen, labilen, »behinderten« Kindes lernte sie schon früh, sich nicht auf die eigenen Fähigkeiten und Intuitionen zu verlassen, sondern eher auf die Fähigkeiten und Einschätzungen anderer Menschen, die schnell als Autoritäten anerkannt wurden.

Der *innere Konflikt* zeigt sich in Form eines labilen bzw. negativen Selbstbildes sowohl im sozialen Umgang als auch bei der Bewältigung gestellter Aufgaben und umgreift damit alle Lebensbereiche der Patientin.

Aktuell kam es auf der Basis von Mikrotraumatisierung im sozialen wie im somatischen Bereich zur Entwicklung von Depression mit entsprechender Somatisierungen (Schlafstörungen, vegetativ – funktionellen Störungen, Grübeln).

Durch das fünf stufige Konfliktverarbeitungsmodell der Positiven Psychotherapie lernte Frau B., ihre Probleme differenziert wahrzunehmen und die sich zu eigen gemachten Familienkonzepte zu hinterfragen. »Sag lieber nichts, dann sagst du auch nichts Falsches!« –»Deine Gefühle interessieren niemanden.«

Besonders wichtig für den therapeutischen Prozess war die Wahrnehmung der Symptome als Wegweiser zur Konfliktbewältigung bzw. als Sprachrohr des inneren Leides.

Die Erarbeitung des Interaktionsmodells (Verbundenheit, Differenzierung, Ablösung) und dessen Anwendung/Wirkung im familiären bzw. Freundeskreis stellten für Frau B. ein Schlüsselerlebnis dar. Bereits nach wenigen Sitzungen waren ihre Schlafstörungen beseitigt und ihre Hilflosigkeit abgebaut; ihre Stimmung hob sich. Ihre Freude am aktiven Bearbeiten ihrer

Lebenslage bewirkte außerdem eine Steigerung der Frustrations-
toleranz, da sie Rückschläge nun nicht als Zeichen von Unfähigkeit
und Minderwertigkeit auslegte, sondern als Herausforderung,
die neuen erlernten Strategien der Situation angemessen anzuwenden.

Zum Teil konnte Frau B. ihre eigenen Bedürfnisse schon im familiären Rahmen zum Ausdruck bringen und zu verarbeiten beginnen, und sie stießen – zu ihrem Erstaunen – auf Verständnis.
Auch Methoden zur aktiven Entspannung wurden im therapeutischen Prozess vorgestellt.

Zielerweiterung

Bei der zu Beginn sehr erschöpften und labil wirkenden Frau B.
konnte schon in der ersten Sitzung ein guter Kontakt hergestellt
werden. Durch die Methode der Positiven Psychotherapie konnten die Selbsthilfepotentiale von Frau B. gemeinsam benannt
und geweckt werden.

Ihre Motivation, die erarbeiteten Strategien auszuprobieren und
anzuwenden, wuchs mit der Erfahrung der Konfliktbewältigung.
Mittlerweile sind die Schlafstörungen behoben, Frau B. hat
durch die Anwendung der erarbeiteten Konfliktstrategien ihre
Probleme in der sozialen Interaktion erkannt und ist tatkräftig
dabei, sie in den Griff zu bekommen.

Fall 3: Herr H. (52 Jahre), Schlafstörungen, Ohrrauschen, Schwitzanfälle, Rücken- verspannungen, Infekte der Atemwege

Anamnese

Herr H. arbeitet seit zwanzig Jahren als Drucker in einem
Druckerei-Großbetrieb im Wechselschichtdienst. Er klagt über
zahlreiche Beschwerden wie Schlafstörungen, Ohrrauschen,
Schwitzanfälle, Rückenverspannungen und häufige, fieberhafte
Infekte der Atemwege. Seine Arbeitsstelle empfindet er als sehr
belastend, er müsse viele Überstunden machen, die zwar gut

bezahlt werden, ihn aber »nervlich kaputt« machen. Neben der Wechselschichtarbeit sei der Lärmpegel in der Fabrikhalle ein großer Stressfaktor.

Körperlicher und psychischer Befund

Übergewicht: 113 kg bei einer Körpergröße von 178 cm, schwitzt bei der Untersuchung, massive Verspannungen der schulterdeckenden Muskulatur. Herr H. redet sehr viel und schnell, ist dem Arzt gegenüber sehr höflich, drückt wiederholt seine Dankbarkeit und Zufriedenheit über die Behandlung aus und betont, dass er sich sehr diszipliniert ernähre. Sein Übergewicht ist seines Erachtens eine familiäre Veranlagung und eine Folge der unregelmäßigen Arbeitszeiten. Seine Beschwerden trägt er in einem heiteren, theatralischen Tonfall vor, wirkt dabei aufgedreht und fast nicht erreichbar.

Diagnose

Erhöhung des Blutdrucks, Herzvergrößerung, Störungen im Erregungsablauf und Herzmuskelschwäche (hypertensive Kardiomyopathie), Erstdiagnose 1995
Diabetes mellitus Typ 2, Erstdiagnose 1998
Autonome, körperlich bedingte Funktionsstörung

Krankheitsverlauf

Bei Durchsicht der Krankenakte über ein Jahrzehnt fällt zunächst ein sehr unregelmäßiger Kontakt zwischen Arzt und Patient auf. Es gab Zeiten, in denen Herr H. sehr häufig mit dem Arzt Kontakt aufnahm, oft sogar mehrfach am Tag, und dringend um Hausbesuche bat, dann suchte er den Arzt monatelang nicht mehr auf, obwohl er auf regelmäßige Kontrollen von Blutdruck und Blutzucker hingewiesen worden war. Offensichtlich waren enorme Gewichtsschwankungen, Herr H. berichtet über Gewichtszunahme und -abnahme von 15 kg innerhalb einiger Monate.

Das Motto:»Essen und Trinken hält Leib und Seele zusammen« und die Geschichte »Die Schwierigkeit, es allen recht zu machen«, die ich ihm bei einer Begegnung im November 2000 mitgab, eröffnete eine neue Ebene der Arzt-Patienten-Beziehung. Herr H. schien jetzt zum ersten Mal wirklich zuzuhören und erzählte von einigen Belastungen seines Lebens. Im Vordergrund standen die (für Diabetiker) typischen Konfliktbereiche Sparsamkeit, Höflichkeit, Offenheit und Ehrlichkeit, Gehorsam und Treue, die sich wie ein roter Faden durch seine Lebensgeschichte zogen. Offensichtlich löste bereits das auf diese Bereiche fokussierte Zuhören einige Änderungen seiner Lebenskonzepte aus. Herr H. meldete sich zu einer Diabetiker-Schulung an, nahm 5 kg ab, und die mittleren Blutzuckerwerte nach den Mahlzeiten sanken ohne Einnahme von Medikamenten von 220 auf 150 mg %. Herr H. kommt jetzt regelmäßig zu den vereinbarten Terminen in die Praxis.

Der Fallbericht zeigt, dass das Instrumentarium der Positiven Psychotherapie auch bei Diabetologen eine wirksame Methode sein kann, um das Behandlungsziel zu erreichen. Besonders wenn der Arzt deutliche Widerstände des Patienten spürt, lohnt es sich, dieses Instrumentarium im Sinne eines vierdimensionalen Lösungsansatzes einzusetzen.

Die drei Fische

In einem Teich lebten drei Fische. Eines Tages blieben auf dem Wehr über ihnen Fischer stehen. »Der Teich ist voller Fische«, sagten sie, »wir müssen ihn morgen leer fischen!« Die drei Fische vernahmen das. Der erste wurde nachdenklich, dann sagte er sich: »Was du heute kannst besorgen, das verschiebe nicht auf morgen!« Noch am selben Tag schwamm er zum Wehr, und durch ein Loch im Wehr floh er in den Bach.

Der zweite Fisch machte sich wegen der Reden der Fischer nicht allzu viele Gedanken. »Der Morgen ist klüger als der Abend«, sagte er sich, und erst am nächsten Morgen begann er, das Loch im Wehr zu suchen, doch er fand es nicht mehr, denn die Fischer hatten es zugestopft. »Es steht schlecht«, sagte sich der Fisch. »Doch es ist noch nicht aller Tage Abend, ich darf nur nicht den Kopf verlieren.« Er schwamm an die Oberfläche und ließ sich mit dem Bauch nach oben treiben, als wäre er tot. Als ihn die Fischer sahen, warfen sie ihn ans Ufer, damit ihn die Vögel fressen konnten. Dann senkten sich ihre Netze in den Teich. Der Fisch schnellte nun herum und sprang in den Bach. Er war gerettet.

Der dritte Fisch kümmerte sich überhaupt nicht um die Reden der Fischer. »Es ist bisher irgendwie gegangen, es wird auch irgendwie weitergehen!«, sagte er sich so lange, bis sich das Netz ganz um ihn zusammengezogen hatte. Und so fingen ihn die Fischer, töteten ihn und verkauften ihn auf dem Markt.

11 psychosomatische Krankheitsbilder und ihr Zusammenhang mit Diabetes mellitus

Im Folgenden werden 11 Krankheitsbilder in Kurzform dargestellt, die in Zusammenhang mit Diabetes mellitus stehen und sich wechselseitig bedingen können. Diabetes-Patienten weisen in der Regel immer Ängste und damit verbunden psychovegetative Störungen auf.

Übergewicht (Adipositas)

Die Fähigkeit, sich hier und heute etwas Gutes zukommen zu lassen.

Frust, Ärger, Liebeskummer werden häufig durch unkontrolliertes Essen kompensiert, ohne sich Gedanken darüber zu machen, ob der Körper in der Lage ist, die oft in übermäßigen Mengen aufgenommene Nahrung richtig zu verwerten.

Sprachbilder und Volksweisheiten

Lieber einen Bauch vom Essen, als einen Buckel vom Schaffen; den Hals nicht voll kriegen; Kummerspeck; etwas in sich hineinfressen; Essen und Trinken hält Leib und Seele zusammen; Liebe geht durch den Magen.

Beschwerden

Bei vielen Übergewichtigen fehlt die Krankheitseinsicht. Subjektiv sind sie der Meinung, nicht viel zu essen. Typisch sind sog. Fressanfälle (v. a. abends und nachts), zwanghafte Nahrungsaufnahme in Spannungs- und Konfliktsituationen, Angst- und Schuldgefühle im Anschluss an das Essen und abwechselnd Phasen übermäßigen Essens und Hungerns.

Motive

Bei einer schnellen Gewichtsabnahme handelt es sich niemals um verschwundene Fettpolster, sondern immer nur um Wasserverluste, die durch abführende oder entwässernde Wirkung zustande kommen. Übergewicht wird oft und gerne als Folge organischer Funktionsstörungen hingestellt (»Die Drüsen arbeiten nicht«, »man ist ein guter Futterverwerter«), ist aber in weniger als 5 % der Fälle Symptom einer organischen Erkrankung (z. B. Morbus Cushing, Hyperinsulinismus, Hypophysenadenom). Gerade bei Übergewicht spielen psychische und psychosoziale Faktoren die entscheidende Rolle. Was bringt einen Menschen dazu, mehr als notwendig zu essen? Neben der frühkindlichen Erfahrung, dass Essen mehr als Nahrungszufuhr ist (nämlich Zuwendung von der Mutter, »Stillen« von Bedürfnissen, Abstellen von Unlustgefühlen), prägen die Konzepte, die wir im Verlauf unserer Erziehung übernehmen (»Du musst essen, damit du groß und stark wirst«, »sich lieber den Bauch verrenken, als dem Wirt was zu schenken«), sowohl die Einstellung zum Essen als auch das Essverhalten. Mit dem Leitsatz »Essen und Trinken hält Leib und Seele zusammen« erhält Essen einen symbolischen Wert. Kontakt, Zuwendung, Geborgenheit und Sicherheit werden mit »Liebe geht durch den Magen« angesprochen. Im Rahmen der Positiven Psychotherapie wird durch den positiven Ansatz und das inhaltliche Vorgehen (Bewusstwerdung der Esskonzepte) der Weg für eine sinnvolle Therapie vorbereitet. Übergewicht lässt sich als positive Beziehung zum Ich, als Betonung der Mittel der Sinne, v. a. des Geschmacks, der Ästhetik der Speisen, als Großzügigkeit in Bezug auf Nahrungsmittel, als Festhalten an bestehenden Esstraditionen (»Wer fett ist, ist schön«) verstehen.

Legen Sie sich nun selbst Rechenschaft über die Ursachen Ihres Übergewichts und über Ihre Lebensgewohnheiten ab, indem Sie zu den folgenden Fragen Stellung beziehen:

Fragebogen zu Übergewicht

Körper/Sinne – Beruf/Leistung – Kontakt – Phantasie/Zukunft

1. Haben Sie den Eindruck, dass Sie öfter »etwas in sich hineinfressen« oder dass »Liebe durch den Magen geht«? Sammeln Sie »Kummerspeck« an oder meinen Sie »Was auf den Tisch kommt, wird gegessen«? Fallen Ihnen noch andere Sprichwörter zu Ihrer Erkrankung ein? Was sagen Ihnen diese Volksweisheiten?
2. Welche Bedeutung hat für Sie die Tatsache, dass jeder Mensch sein ihm eigenes »Gleich-Gewicht« hat, das sich trotz aller Diäten immer wieder einpendelt? Dass ständiges »Diäten« sogar ein Grund für folgendes Übergewicht sein kann, weil bei normalem Essen die Fettzellen sich nicht nur wieder füllen, sondern sich auch noch vermehren? Dass Gewichtsprobleme nicht mit Diäten allein zu lösen sind, wenn man sich nicht gleichzeitig auch um andere Ursachen kümmert?
3. Nehmen Sie regelmäßig Medikamente? Wissen Sie, wie die Medikamente wirken, was Sie von ihnen erwarten können und welche Nebenwirkungen möglich sind?
4. Gibt es berufliche Probleme, deren »Frust« Sie durch Essen kompensieren? Welche Aktualfähigkeiten sind betroffen?
5. Was müsste Ihr Partner tun, damit Sie abnehmen?
6. Hält für Sie/Ihren Partner »Essen Leib und Seele zusammen«?
7. Sind Sie imstande, Essen auf Ihrem Teller stehen zu lassen?
8. Geht es beim Essen um ein »Stillen« von Bedürfnissen und ein »Ab-Stillen« (Ab-Stellen) von Unlustgefühlen wie beim Kleinkind?

9. Essen Sie in Gesellschaft das gleiche wie alle anderen, weil es Ihnen peinlich ist, um Dinge zu bitten, die Ihnen besser bekommen oder schmecken?
10. Was würden Sie tun, wenn bei uns eine Hungersnot aufträte?
11. Haben Sie die Hoffnung, dass die Hungerprobleme in der Welt in absehbarer Zeit gelöst werden können? Was können Sie dazu beitragen?
12. Könnten Sie mit einem Teil des Geldes, das Sie für Essen ausgeben, andere Bedürfnisse für sich oder andere Menschen erfüllen (z. B. Ausbildung, Wohnungseinrichtung, Freizeitgestaltung, Reisen, Gäste einladen, Spenden)?

Angst und Depression

Die Fähigkeit, die Gefahr des Lebens durch ein Vergrößerungsglas zu sehen.

Nahezu jeder von uns hat schon am eigenen Leib ein Gefühl von Niedergeschlagenheit, abgrundtiefer Traurigkeit, Hoffnungslosigkeit oder Sinnlosigkeit erfahren. Aber genauso wie das Leben Angst und Depression verursachen kann, so bezeugt die Angst das Leben.

Sprachbilder und Volksweisheiten

Angst: Für all das, was uns Angst macht, haben wir einen reichen Wortschatz: von der Angst selbst über Bangen, Grauen, Gruseln, Panik, Pochen, Schuldbewusstsein, Sorge, Unsicherheit, Verlorensein und Verzweiflung bis zum Zagen und Zittern.

Depression: In Sack und Asche gehen; Ritter von der traurigen Gestalt; alle Trauer der Erde ist Einsamkeit; Trauernde sind sich überall verwandt; die Welt ist zum Verzweifeln traurig.

Beschwerden

Angst und Furcht: Wenn jemand sich eines bedrohlichen Objekts oder einer bedrohlichen Situation bewusst ist, sollte man lieber von Furcht als von Angst sprechen. Immer mehr Menschen leiden unter immer mehr Phobien – jenen Angstzuständen, die fest mit Lebewesen oder Gegenständen, Orten oder Zeiten verbunden sind. Realisten oder Versponnene, Empfindsame oder Robuste haben Angst vor überfüllten Räumen (Klaustrophobie), vor dem Überqueren eines freien Platzes (Agoraphobie) oder ihrem Gesundheitszustand (Hypochondrie), sie fürchten sich vor Krebs (Carcinophobie), vor Berührungen (Keraunophobie), ihnen graust vor Schmerz (Algophobie), vor lebendigem Begrabenwerden (Taphophobie) oder Giftnattern (Schlangenphobie).

Depression

- Als reaktive Depression oder depressive Reaktion bezeichnet man Beschwerden, die mit äußeren Auslösern, Verlusten, Kränkungen oder belastenden Lebensumständen verbunden sind (z. B. Tod von Angehörigen, berufliche Schwierigkeiten, Kriegselend, nationale Katastrophen).
- Unter depressiver Entwicklung versteht man die Folge einer ganzen Reihe von Schicksalsschlägen und Mikrotraumen, die alle zusammengenommen wirken (ungewöhnliche und fortwährende Härte des Lebensschicksals z. B. einer Muss-Ehe der Eltern, eines alkoholsüchtigen Vaters, einer verbitterten und gefühlsarmen Mutter, einer lieblosen Atmosphäre zu Hause, des Versagens in der Schule, unehelicher Schwangerschaft, vereitelter Berufspläne, Verlust guter Freunde). Auch jahrelang andauernde Probleme mit dem Partner hinsichtlich Ordnung, Pünktlichkeit, Gerechtigkeit, Sparsamkeit usw. können zu Ängsten, Aggressionen und Depressionen führen.
- Wenn jemand bewusst oder unbewusst immer wiederkehrende Konflikte selbst provoziert, ohne dass eine bessere Einsicht aus der Erfahrung ihn davor bewahrt (Wahl verheirateter Partner, Berufswahl und Mitarbeiterwahl, ewige Suche usw.), so liegt eine neurotische Depression vor. Weiß man beispielsweise,

dass der Partner besonderen Wert auf Ordnung, Pünktlichkeit, Sparsamkeit etc. legt, und provoziert man ihn dennoch laufend mit entgegengesetzten Verhaltensweisen, so bringt man durch die ständige Herausforderung nicht nur den Partner, sondern auch sich selbst in eine neue Konfliktsituation nach dem Motto »Wer andern eine Grube gräbt, fällt selbst hinein!«

- Bei der verkappten Depression ist der Betroffene kaum in der Lage, depressive Affekte oder Denkinhalte zu äußern. Die Beschwerden konzentrierten sich auf ein gestörtes Körpererleben, z. B. Herz-, Kopf-, Schulter-, Arm- und Rückenbeschwerden, Verdauungsprobleme, Appetit- und Schlafstörungen, gynäkologische Beschwerden und Störungen im sexuellen Bereich. Hinter diesen Beschwerden verbergen sich meistens berufliche, partnerschaftliche und Zukunftsprobleme, die sich oft über lange Zeiträume summieren und mikrotraumatisch wirken.

- Die symptomatische Depression basiert auf körperlichen Krankheiten (Infektanfälligkeit, Diabetes mellitus, Schilddrüsenerkrankungen, Blutdruckschwankungen, rheumatische Beschwerden, Allergien, Sucht usw.) und auf der Art und Weise, in welcher der Betreffende gelernt hat, mit Krankheiten umzugehen.

- Erfahrungsgemäß entwickeln Mitteleuropäer und Nordamerikaner depressive Verstimmungen, weil ihnen der Kontakt fehlt, weil sie isoliert sind und unter dem Mangel an emotionaler Wärme leiden. Im Orient leiden hingegen die Menschen unter Depressionen, weil sie sich durch die Enge ihrer sozialen Verpflichtungen und Verflechtungen, denen sie nicht ausweichen können, überfordert fühlen.

Motive

- Gesund ist nicht derjenige, der nie Ängste und Depressionen hat, sondern derjenige, der in der Lage ist, mit ihnen angemessen umzugehen.

- Meist findet sich ein Anlass für eine depressive Verstimmung: Man traut sich selbst deshalb wenig zu, weil man nicht die Leistungen erbracht hat, die man selbst oder andere von einem erwarteten. Man hat einen Partner verloren, sieht durch Misserfolge und Krankheit – wie Diabetes mellitus – die eigene Zukunft bedroht oder fühlt sich isoliert und von dem sozialen und bisher vertrauten Umgang abgesondert. Da man sich mit den eigenen Wünschen von der Umgebung zurückgezogen hat und sie nur in äußerst verdeckter Form äußert, ist man nicht nur ängstlich und depressiv, sondern ratlos, hilflos und hoffnungslos.

- Bei vielen Betroffenen hat es den Anschein, als habe sich die Depression von ihrem Auslöser entfernt oder als habe es nie einen solchen Auslöser gegeben. Aber meistens liegen auch hier als psychischer Hintergrund der Erkrankung über Jahre hinweg erduldete Kränkungen vor, die als Mikrotraumen die spätere Depression vorbereiten.

- Entsprechend den 4 Formen der Konfliktverarbeitung unterscheidet man 4 Grundformen von Ängsten und Depressionen, die in 4 Fluchtmechanismen (in die Krankheit, in die Arbeit, in die Einsamkeit und in die Phantasie) einmünden können: existenzielle Ängste und Depressionen; soziale Ängste und Depressionen; Versagensängste und Stress; vitale Ängste und Risikofaktoren. Daraus ergibt sich als Selbsthilfeansatz eine Selbsthilfe der kleinen Schritte für den Betroffenen und seine Umgebung:

- Für den Betroffenen: eine realere Beziehung zum Ich, mehr Selbstständigkeit und Offenheit gegenüber dem Partner, Erweiterung des sozialen Kontaktes, Entwicklung neuer Interessen und Mut zur Verwirklichung der eigenen Phantasie: »Was würden Sie machen, wenn Sie gesund wären und keine Depressionen mehr hätten?«

- Für die Bezugspersonen: Die therapeutische Entlastung des Depressiven von seinen Pflichten ist ein wichtiger Bestandteil in der akuten Phase der Depression. Es ist aber auch wichtig, dass der Depressive zum richtigen Zeitpunkt wieder in kleinen Schritten lernt, die täglichen Anforderungen auf sich zu nehmen.

- Selbstverständlich benötigt gerade der Depressive das Einfühlungsvermögen und das Verständnis seiner Umwelt. Wenn diese aber so weit geht, sich das depressive Konzept zu eigen zu machen, kann der Kranke von ihr keine Hilfe mehr erwarten. Sich in den anderen einfühlen, bedeutet nicht, das Konzept des anderen bedingungslos zu übernehmen.

• Im akuten Stadium schwerer Ängste und Depressionen, in dem der Betroffene fast körperlich unter dieser Krankheit leidet, können Medikamente eine wertvolle Hilfe bieten. Da die Situation des Depressiven sehr differenziert zu sehen ist, muss auch die Versorgung mit Medikamenten sehr differenziert erfolgen. Antidepressive Medikamente können bei einzelnen Patienten mit angstlösenden Medikamenten gekoppelt werden.

• Der Depressive hat nicht nur seine lustbesetzten Beziehungen zu seiner Umgebung abgebrochen, er versucht darüber hinaus, diese Haltung zu verteidigen und versteht dementsprechend nahezu alles, was um ihn herum geschieht, als Bestätigung der Sinnlosigkeit, der ausweglosen Ungerechtigkeit und der Hoffnungslosigkeit.

• In dieses Konzept verrennt sich der Depressive immer mehr und entwickelt ein erstaunliches Geschick im Uminterpretieren der Wirklichkeit. Wenn man sich ausschließlich mit seiner Auslegung beschäftigt, würde man nur seine melancholischen Ansichten verfestigen und bestätigen.

• Dem Depressiven sollte man Gegenkonzepte anbieten. Dem pessimistischen »Die Flasche ist halb leer« wird das positive Konzept »Die Flasche ist halb voll« entgegengesetzt. Damit bietet die Bezugsperson dem anderen ihre Sicht der Dinge als Alternative an. Im Gegensatz zu den üblichen Ratschlägen beinhalten solche Erweiterungskonzepte keine Verpflichtung. Sie verzichten auf Druck und lassen dem Betroffenen Zeit, sich auf die erweiterte Sichtweise einzustellen.

Wenn Sie die folgenden Fragen beantworten, gewinnen Sie Einblick in die Ursachen Ihrer Ängste und Depressionen:

Fragebogen zu Angst und Depression

Körper/Sinne – Beruf/Leistung – Kontakt – Phantasie/Zukunft

1. Was halten Sie von folgenden Zitaten aus der Weltliteratur: »Furcht gibt Sicherheit« (Shakespeare); »Die Furcht hat ihren besonderen Sinn« (Lessing); »Wer zu sterben gelernt hat, hört auf, Knecht zu sein« (Seneca); »Sorge macht alt vor der Zeit«? Kennen Sie noch andere Spruchweisheiten oder Sprachbilder?
2. Antworten Sie mit körperlichen Symptomen auf Angst, Ärger, Unruhe und Konflikte?
3. Haben Sie Schwierigkeiten, sich zu entspannen?
4. Wann gehen Sie abends ins Bett? Können Sie nur schwer einschlafen? Schlafen Sie durch?
5. Wachen Sie morgens sehr früh auf? Welche Bedeutung hat für Sie der Spruch »Morgenstund' hat Gold im Mund!«? Neigen Sie dazu, sich morgens schlechter zu fühlen?
6. Leiden Sie unter Kopf- oder Nackenschmerzen? Haben Sie eines der folgenden Symptome beobachtet: Zittern, Prickeln, Schwindelattacken, Schweißausbrüche, Herzrasen, Durchfall?
7. Fühlen Sie sich verlangsamt, wie abgebremst?
8. Haben Sie abgenommen, weil Sie an Appetitlosigkeit leiden?
9. Basiert Ihre Depression auf körperlichen Krankheiten oder auf der Art und Weise, wie Sie gelernt haben, mit solchen umzugehen?
10. Wurden Sie körperlich bestraft?
11. Wie haben Ihre Eltern sich Ihnen gegenüber verhalten, wenn Sie krank waren? Wurde Ihre Krankheit ignoriert? Wurden Sie gepflegt und in den Mittelpunkt gestellt? War es erstrebenswert, auch bei Krankheit so lange wie möglich auf den Beinen zu bleiben?

12. Nehmen Sie regelmäßig die verordneten Medikamente? Wissen Sie, wie die Medikamente wirken, was Sie von ihnen erwarten können und welche Nebenwirkungen möglich sind?
13. Legen Sie oder Ihr Partner mehr Wert auf Fleiß und Leistung?
14. Sind Sie mit Ihrem Beruf zufrieden? Investieren Sie Energien in Ihre Arbeit? Ist der Beruf, den Sie gewählt haben, Ihr Traumberuf?
15. Haben Sie Angst, beruflich zu versagen? Vertreten Sie Ihre Ansichten kompromisslos? Wie reagieren Sie bei Kritik oder mangelnder Anerkennung? Was mussten Sie früher tun, um von Ihren Eltern anerkannt und geliebt zu werden?
16. Wie verhält sich Ihr Partner Ihnen gegenüber, wenn Sie krank, voll Angst oder depressiv sind? Werden Sie »bemuttert«? Oder glauben Sie, dass Ihr Partner kein Verständnis für Ihre Probleme hat?
17. Haben Sie Probleme mit Ihrem Partner, die vielleicht schon über Jahre andauern und nach dem Motto »Steter Tropfen höhlt den Stein« zu Ängsten, Aggressionen und Depressionen führen? In welchen Bereichen?
18. Wer von Ihnen ist kontaktfreudiger, Sie oder Ihr Partner?
19. Hatten Sie als Kind viele Kontakte, oder waren Sie isoliert?
20. Wenn Ihre Eltern Gäste hatten, durften Sie dabei sein und mitspielen?
21. Fehlen Ihnen Kontakte und emotionale Wärme?
22. Fühlen Sie sich durch soziale Verpflichtungen und Verflechtungen, die Sie für unausweichlich halten, überfordert?
23. Beziehen sich Ihre Ängste auf das äußere Aussehen, sexuelle Potenz, soziale Isolierung oder »alltägliche Kleinigkeiten« wie Ordnung, Pünktlichkeit, Sauberkeit, Sparsamkeit usw.?
24. Welche Kriterien muss ein Mensch für Sie erfüllen, damit Sie Kontakt zu ihm aufnehmen möchten?
25. Stehen Sie für Ihre Meinung ein, auch wenn Sie anderen dadurch zuweilen »auf die Zehen treten«?

26. Wissen Sie, wie Menschen in anderen Kulturen mit Krankheit, Arbeitslosigkeit, Trennung, Scheidung, Leid und Tod und den damit verbundenen Ängsten und Depressionen. umgehen?
27. Fühlen Sie sich antriebslos, ohne Energie? Haben Sie Ihr Interesse an manchen Dingen verloren?
28. Haben Sie nur wenig Selbstvertrauen und Hoffnung?
29. Mussten Sie eine Reihe schwerer Schicksalsschläge in den letzten Jahren einstecken? Welche? Wie sind Sie damit umgegangen?
30. Empfinden Sie kleine Probleme und mikrotraumatische Situationen, die sich summieren, als unausweichliche Schicksalsschläge?
31. Betrachten Sie nahezu alles, was um Sie herum vorgeht, als Bestätigung der Sinnlosigkeit, ausweglosen Ungerechtigkeit, Hoffnungslosigkeit oder Schuldhaftigkeit?
32. Haben Sie das Gefühl, mit den Anforderungen des täglichen Lebens nicht mehr fertig zu werden, nicht mehr gebraucht zu werden, »überflüssig« zu sein?
33. Empfinden Sie Angst vor der Zukunft, die sich in einem Gefühl der Sinn- und Ziellosigkeit äußert?
34. Was würden Sie machen, wenn Sie keine Ängste und Depressionen mehr hätten?
35. Akzeptieren Sie Ihre Erkrankung auch als Chance, bisher nicht erlebte Bereiche (Körper/Sinne, Beruf/Leistung, Kontakt, Phantasie/Zukunft) zu entwickeln?

Asthma bronchiale und nervöse Atmungsbeschwerden

Die Fähigkeit, durch das Symptom (Röcheln, Husten, nach Luft schnappen, blau anlaufen) nachhaltig auf sich aufmerksam zu machen.

Jedem von uns ist bekannt, dass die emotionale Befindlichkeit und die Atmung in einem unmittelbaren Zusammenhang stehen. Vor Schreck kann einem »die Luft weg bleiben« oder »es verschlägt einem der Atem«. Unsere Sprache bietet hierfür eine Fülle von Metaphern und Redewendungen.

Sprachbilder und Volksweisheiten

Atemberaubend; da bleibt einem die Luft weg; es verschlägt einem den Atem; seinem Ärger Luft machen können; jemand ist für einen Luft; es ist dicke Luft; die Luft ist geladen; einem die Luft abdrehen; jemandem etwas pfeifen; jemanden an die frische Luft setzen; in die Luft gehen; sich Luft schaffen; nach Luft schnappen.

Beschwerden

Beim Asthmaanfall ringt der Betroffene keuchend nach Luft. Die Bauchatmung ist fast völlig hinter die Brustatmung zurückgetreten; der Brustkorb des Patienten ist fast völlig erweitert, die Lungen sind überbläht. Infolge des Sauerstoffmangels verfärbt sich das Gesicht blaurot. Vor allem die Ausatmung ist erschwert, oft geht sie mit einem pfeifenden Geräusch einher. Gleichzeitig mit dem Asthmaanfall kann auch Husten mit Auswurf auftreten.

Motive

• Der Vorgang der Atmung ist zum einen ein automatisches Geschehen, das durch gegensätzlich wirkende Impulse des autonomen oder vegetativen Nervensystems selbsttätig abläuft. Zum anderen kann die Atmung aber auch willkürlich vom Bewusstsein beeinflusst werden. Atemfrequenz, Atemgröße und Atemtypus lassen sich bewusst steuern. Wenn wir wollen, können wir schneller und langsamer, tiefer oder flacher atmen, für eine begrenzte Zeit die Luft anhalten, nach Belieben Zwerchfell- oder Brustatmung betonen. Und schließlich wird die Atmung unbewusst von unseren Emotionen beeinflusst. Alle Gemütsbewegungen finden mehr oder wenig deutlich in der Atmung ihren Ausdruck. »Es stockt der Atem« bei Erschrecken, »der Atem fliegt« bei seelischer Erregung, und durch Seufzen, Schreien, Stöhnen u.a. »macht man sich Luft«. Ist die Beziehung zu den Mitmenschen gestört, so spricht man von einer »schlechten Atmosphäre«, von »geladener« oder »dicker Luft«, wodurch uns das Atmen und damit das Leben erschwert wird.

- Luftverschmutzung, v.a. in den Großstädten, ist ein wichtiger Risikofaktor.
- Der Asthmaanfall geht mit einer ungeheuren Angst einher. Obwohl objektiv ausreichend sauerstoffhaltige Luft da ist (der Asthmaanfall kann auch im Freien, in frischer Luft auftreten), ringt der Kranke nach Luft. Die Angst zu ersticken, zu sterben, ergreift von ihm Besitz. Und diese Angst wiederum verstärkt die spastische Reaktion.
- Menschen mit nervösem Atemsyndrom stammen häufig aus Familien, in denen sehr großer Wert auf Leistung gelegt wurde: »Streng dich an!«, »Gib dir Mühe!«, »Ohne Fleiß kein Preis!«. Gleichzeitig gelten Zurückhaltung, Bescheidenheit und Selbstbeherrschung als erstrebenswerte Persönlichkeitsmerkmale: »Reiß dich zusammen!«, »Was sollen die Leute denken« (Höflichkeit, Kontakt). Ein Asthmaanfall wird besonders dann provoziert wird, wenn alle Anforderungen gleichzeitig auf den Patienten zukommen (Leistung) und wenn er mit Ungerechtigkeiten konfrontiert wird. Da er aufgrund seiner Aggressionshemmung sich mit der Umgebung nicht angemessen auseinander setzen, nicht argumentieren und nicht brüllen kann, sondern sich zurückhält (Höflichkeits-, Ehrlichkeitskonflikt), achtet er besonders auf die vermeintlichen oder tatsächlichen Reaktionen seiner Umgebung. Bei einem Asthmaanfall schauen daher viele Patienten ängstlich um sich, ob »die Leute« etwas

davon bemerken. Das verstärkt ihre Angst. Auf dem Weg über das Zentralnervensystem kommt es zu einer Verstärkung der Verkrampfungen und damit zu einem Teufelskreis.

● Emotionale Befindlichkeit und Atmung stehen in unmittelbarem Zusammenhang. Vor Schreck kann einem »die Luft weg bleiben« oder »es verschlägt einem den Atem«. Ein Ereignis kann »atemberaubend« sein, und es kann »dicke Luft herrschen«. Hat man sich geärgert, besteht das Bedürfnis, seinem Ärger »Luft zu machen«. Die asthmatische Erkrankung basiert auf einer ungelösten Bindung, auf einem Ambivalenzkonflikt und auf defizitären Persönlichkeitsmerkmalen. Der Patient mit nervösen Atemstörungen hat die besondere Fähigkeit, mit den Mitteln der Atmung seiner Umgebung zwar nicht mit Worten, aber dennoch hörbar mitzuteilen, dass er sich eingeengt, bedrückt, belastet fühlt.

Sie tun den ersten Schritt zur Selbsthilfe, wenn Sie nun die folgenden Fragen in aller Ehrlichkeit beantworten:

Fragebogen zu Asthma

Körper/Sinne – Beruf/Leistung – Kontakt – Phantasie/Zukunft

1. Können Sie »Ihrem Ärger Luft machen« oder »jemandem etwas pfeifen«? Fallen Ihnen noch andere Sprichwörter zu Ihrer Erkrankung ein? Was sagen Ihnen diese Volksweisheiten?
2. Wer hat Sie wann über Ihre Krankheit informiert?
3. Treiben Sie Sport oder meinen Sie, sich wegen Ihrer Krankheit schonen zu müssen?
4. Nehmen Sie regelmäßig die verordneten Medikamente? Wissen Sie, wie die Medikamente wirken, was Sie von diesen erwarten können und welche Nebenwirkungen möglich sind?

5. »Reißen Sie sich zusammen«, weil es für Sie wichtig ist, »was die Leute denken«?

6. Können Sie in Ihrem Beruf zum Ausdruck bringen, dass Sie sich eingeengt, bedrückt, belastet fühlen?

7. Welche Verhaltensweisen von Kollegen, Mitarbeitern, Chefs gehen Ihnen »auf die Nerven«? Wie reagieren Sie? Können Sie offen darüber sprechen? Oder »halten Sie die Luft an«?

8. Passen Sie sich in Ihrer Familie/Partnerschaft immer oder häufig an, obwohl Sie den Wunsch nach mehr Eigenständigkeit haben? Fühlen Sie sich ungerecht behandelt?

9. Fühlen Sie sich von anderen Menschen (Eltern, Partner, Kinder, Geschwister) abhängig? Fühlen Sie sich hilfsbedürftig?

10. Ist Ihre Beziehung zu Mitmenschen von einer »schlechten Atmosphäre« von »geladener« oder »dicker Luft« gekennzeichnet, was Ihnen »den Atem verschlägt«? Sind bestimmte Menschen »Luft für Sie« oder »atemberaubend«?

11. Können Sie jemanden »an die frische Luft setzen« oder selbst »in die Luft gehen«?

12. Sind Ihnen Wünsche, vielleicht Kindheitsträume, bewusst oder in Erinnerung, die Sie nie verwirklichen konnten? Was steht ihrer Verwirklichung im Wege? Was würden Sie tun, und wie würden Sie leben, wenn Sie keine Probleme hätten?

13. Was ist der Sinn des Lebens (Antrieb, Ziele, Motivation, Lebensplan, Sinn von Krankheit und Tod, Leben nach dem Tod) für Sie?

14. Akzeptieren Sie Ihre Erkrankung auch als Chance, bisher nicht erlebte Bereiche (Körper/Sinne, Beruf/Leistung, Kontakt, Phantasie/Zukunft) zu entwickeln?

Hauterkrankungen und Allergien

Die Fähigkeit, sich Belastendes unter die Haut gehen zu lassen.

Immer mehr Menschen reagieren überempfindlich mit ihrer Haut auf bestimmte körperfremde Stoffe und Reize: Ihr Organismus zeigt eine vom normalen Verhalten abweichende Reaktion.

Sprachbilder und Volksweisheiten

Das juckt mich nicht; das geht einem unter die Haut; in dessen Haut möchte ich nicht stecken; sich in seiner Haut wohlfühlen; ein dickes Fell haben; eine dünne Haut haben; nicht aus seiner Haut herauskönnen; jemandem auf die Pelle rücken; das kratzt mich nicht; aufgekratzt sein; aus der Haut fahren wollen; sich seiner Haut wehren; jemanden das Fell über die Ohren ziehen; aussätzig sein; Haut als Spiegel der Seele.

Beschwerden

Um die Ursachen einer Allergie herauszufinden, müssen wir uns fragen: Worauf reagiere ich allergisch? Auf die Eltern, den Partner, die Schwiegermutter, den Chef, die Arbeit, die Politik, soziale Ungerechtigkeiten? Wie »allergisch« bin ich bei Unpünktlichkeit oder übertriebener Pünktlichkeitsforderung, bei Geiz oder Verschwendung, bei einem »Ordnungsfimmel« oder »chaotischer Unordnung«, bei Untreue, einem »Sauberkeitstick« oder Unsauberkeit, oder wenn der Partner »nie Zeit« hat? Es sind die so genannten Kleinigkeiten des Alltagslebens, die einen Menschen von seiner frühesten Entwicklung an sensibilisieren und so durch Dauerstress die Funktionen des Immunsystems beeinträchtigen. Es gibt Hautallergien mit Sofort- oder Spätreaktionen. Diese Erfahrungen zeigen, dass es nicht ausreicht, gegen Reizstoffe wie z. B. Pollen oder Hausstaub zu desensibilisieren.

Motive

Der bevorzugte Bereich der Konfliktverarbeitung ist der Bereich Körper/Sinne. Hier hat der Hautkranke ganz besondere, differenzierte und scheinbar widersprüchliche Fähigkeiten entwickelt. Er ist dickfellig und dünnhäutig zugleich, er hat sich eine dicke Haut zugelegt, eine Haut wie ein Elefant (»Dickhäuter«), und lässt sich gleichzeitig »etwas unter die Haut gehen«, manches »juckt« ihn, er möchte am liebsten »aus der Haut fahren« und kann dennoch nicht »aus seiner Haut heraus«. Bei so starker Betonung des körperlichen Bereichs geraten die anderen Fähigkeiten leicht ins Hintertreffen.

Fähigkeiten im Bereich Beruf/Leistung werden nicht optimal entwickelt oder sind gar blockiert.

Im Kontaktbereich können Schwierigkeiten durch eine ambivalente Einstellung zu zwischenmenschlichen Beziehungen entstehen: Bedürfnis nach Verbundenheit bei gleichzeitiger Angst vor zu großer Nähe (»Hautnähe«). Oft liegen auch Probleme im Bereich der Sexualität vor. Aufgrund der mangelnden Offenheit und der Neigung, sich übermäßig anzupassen und Aggressionen zu unterdrücken, kommt es schnell zu Missverständnissen und Frustrationen. Wenn man schon nicht selbst »austeilen« oder »um sich schlagen« kann, so übernimmt diese Aufgabe symbolisch die Haut in Form von »Hautausschlag«. Und diesem darf man endlich »auf den Leib rücken«, »auf die Pelle rücken« mit Kratzen, Scheuern usw.

In der Phantasie beherrschen häufig nur einseitige, d. h. negative Vorstellungen und Erwartungen die Gedankenwelt des »Hautempfindlichen«.

Oft spielen die Einstellung zu Sauberkeit, Höflichkeit, Ehrlichkeit, Pünktlichkeit, Gerechtigkeit, Ordnung und Gewissenhaftigkeit sowie Körperkontakt, Zärtlichkeit und Sexualität eine zentrale Rolle – alltägliche Verhaltensweisen, auf die ein Mensch mit Hautbeschwerden reagiert, die der Partner aber gar nicht wahrnimmt.

Sie können Ihrer Allergiebereitschaft und Ihren Allergien leicht auf die Spur kommen, wenn Sie sich mit folgenden Fragen auseinander setzen:

Fragebogen zu Hauterkrankungen und Allergien

Körper/Sinne – Beruf/Leistung – Kontakt –
Phantasie/Zukunft

1. Reagieren Sie »gereizt«? »Juckt es Sie«, Ihre Meinung zu sagen? Was »juckt« Sie in Wirklichkeit? Was »geht Ihnen unter die Haut«? Was sagen Ihnen diese Volksweisheiten?
2. Haben Sie sich »ein dickes Fell zugelegt«? Schützen Sie sich damit vor seelischen Verletzungen?
3 Wer hat Sie wann über Ihre Krankheit informiert?
4. Legen Sie und Ihr Partner viel Wert auf Äußeres? Spielen Make-up und Kosmetik bei Ihnen eine große Rolle?
5. Nehmen Sie regelmäßig die verordneten Medikamente? Wissen Sie, wie die Medikamente wirken, was Sie von ihnen erwarten können und welche Nebenwirkungen möglich sind?
6. Welchen Einfluss hat Ihre Erkrankung auf Ihren Beruf/Ihre Arbeit? Welchen Einfluss hat Ihr Beruf/Ihre Arbeit auf Ihre Erkrankung?
7. Welche Kleinigkeiten des Alltagslebens (Gerechtigkeit, Sauberkeit, Pünktlichkeit, Sparsamkeit, Kontakt usw.) gehen Ihnen »unter die Haut«?
8. Wollen Sie sich jemand »vom Leibe halten«? Sucht jemand eine Beziehung zu Ihnen, die Sie nicht wünschen oder zu der Sie sich nicht in der Lage fühlen?
9. Mögen Sie Zärtlichkeit und Körperkontakt?
10. Möchten Sie manchmal »aus der Haut fahren« und können doch nicht »aus Ihrer Haut heraus«?
11. Welche Bedeutung haben soziale Kontakte für Sie und Ihren Partner (Gäste, Freunde, Verwandte, Nachbarn, Kollegen)? Welche Gemeinsamkeiten oder Unterschiede beobachten Sie?
12. Akzeptieren Sie Ihre Haut »als Spiegel der Seele«?
13. Beherrschen einseitige, negative Vorstellungen Ihre Gedankenwelt?

14. Was ist für Sie der Sinn des Lebens (Antrieb, Ziele, Motivation, Lebensplan, Sinn von Krankheit und Tod, Leben nach dem Tod)?
15. Akzeptieren Sie Ihre Erkrankung auch als Chance, bisher nicht erlebte Bereiche (Körper/Sinne, Beruf/Leistung, Kontakt, Phantasie/Zukunft) zu entwickeln?

Bluthochdruck (Hypertonie) und Blutunterdruck (Hypotonie)

Bluthochdruck: Die Fähigkeit auf permanenten äußeren Druck mit einer Erhöhung des inneren Drucks, des Blutdrucks, zu reagieren.

Blutunterdruck: Die Fähigkeit, mit den Kräften sehr sparsam umzugehen und auf äußeren Druck mit Blutdrucksenkung zu reagieren.

Bei beiden Krankheiten des Kreislaufsystems spielt der Zusammenhang zwischen Körper und Seele, erblicher Veranlagung und psychischer Disposition, Ernährungsgewohnheiten und Verhaltensmustern, Risikofaktoren und Konflikt- oder Stressbewältigung eine entscheidende Rolle.

Sprachbilder und Volksweisheiten

Unter Druck stehen; Dampf ablassen; es kocht einem das Blut; an die Decke gehen; auf 180 sein; da geht einem der Hut hoch; ich könnte vor Wut platzen; es dröhnt einem in den Ohren; Druck erzeugt immer Gegendruck; Druck dahinter setzen; Dampf machen; schwach werden; sich ohnmächtig fühlen; zusammenklappen; die Stimmung ist ganz unten; total down sein; das haut einen um; seelisches Tief.

Beschwerden

Da hoher Blutdruck zunächst keine charakteristischen Beschwerden verursacht, sind viele Menschen hochdruckkrank, ohne es zu wissen. Wenn überhaupt über Missempfindungen geklagt wird, so sind es im Anfangsstadium Kopfschmerzen, Schwindel, Sehstörungen, Ohrensausen, Herzklopfen, Reizbarkeit. Typische Symptome des niedrigen Blutdrucks sind: Schwarzwerden vor den Augen beim Aufstehen oder bei längerem Stehen, Schwindel, Ohrensausen, Gähnen, Herzklopfen und -stolpern und Kollapsneigung.

Motive

Wer unter Bluthochdruck leidet, ist wie ein eingesperrtes Raubtier, das in ständiger Unruhe hin und her laufen muss, da es weder die Chance zum Angriff noch zur Flucht hat. Ein Mensch, der nicht gelernt hat, angemessen mit seiner Aggression umzugehen, überfordert sich im ständigen Bemühen, sich höflich, angepasst und dienstfertig zu verhalten. Er überlastet sich aus einem unterschwelligen Ehrgeiz, er möchte alles hundertprozentig machen, er kann Arbeit nicht delegieren. Im Beruf kommt er oft nicht so voran, wie er es möchte, da er seine Vorstellungen und Erwartungen nicht durchsetzen kann. Äußerlich erscheint er bescheiden, nachgiebig und sogar sanftmütig. Die Höflichkeit im Umgang mit anderen wirkt jedoch stets gespannt. Er wirkt beherrscht, aber nicht gelassen. Er fühlt sich ständig verpflichtet, irgend etwas zu tun. Was andere Menschen von ihm erwarten oder über ihn sagen, ist ihm sehr wichtig. Er sucht ihr Wohlwollen durch Leistung und Überanpassung zu gewinnen. Kontaktschwierigkeiten allgemeiner Art sowie Störungen im sexuellen Bereich ist damit der Weg bereitet. Im Bereich der Phantasie treten manchmal aggressionsgedämpfte Depressionen zutage, wobei die Nervosität im positiven Sinne als Suchen – aber noch nicht als Wissen vom »Was und Wo« gedeutet werden kann.

Wer unter zu niedrigem Blutdruck leidet, neigt bei Konflikten zum Rückzug in die passive Ecke des Bereichs Körper/Sinne nach dem Motto:»Jede Bewegung schwächt.« Im Bereich Leistung fühlt er sich oft den Anforderungen nicht gewachsen oder überlastet. Kontakte werden als anstrengend, zeitraubend und finanziell belastend empfunden und darum nicht gepflegt. Die Beschäftigung mit der Phantasie ist sehr ausgeprägt: Es wird viel nachgedacht, gegrübelt und geträumt. Elterliche Konzepte wie »Gäste machen Arbeit und kosten Geld«, »der Klügere gibt nach«, »Hauptsache, ich habe meine Ruhe« stehen bei Menschen, die unter chronischem Blutunterdruck leiden, im Vordergrund. Redensarten wie »unter Druck stehen«, »auf 180 sein«, »es kocht einem das Blut« und »an die Decke gehen« charakterisieren treffend den Zusammenhang zwischen »unterdrückter« Wut, Ärger und Blutdruckanstieg.

Ob und zu welcher der beiden beschriebenen Krankheiten des Kreislaufsystems Sie neigen, finden Sie heraus, wenn Sie die folgenden Fragen beantworten:

Fragebogen zu Hypertonie und Hypotonie

Körper/Sinne – Beruf/Leistung – Kontakt – Phantasie/Zukunft

1. Wollen Sie alles »hundertprozentig« machen? Können Sie auch einmal »fünf gerade sein lassen«? Fühlen Sie sich »unter Druck« gesetzt, unter »Hochspannung«?
2. Fallen Ihnen noch andere Sprichwörter zu Ihrer Erkrankung ein? Was sagen Ihnen diese Volksweisheiten?
3. Wer hat Sie über Ihre Krankheit informiert?
4. Sorgen Sie durch ausreichende körperliche Bewegung für den Ausgleich von Spannungen?
5. Nehmen Sie regelmäßig die verordneten Medikamente? Wissen Sie, wie die Medikamente wirken, was Sie von Ihnen erwarten können und welche Nebenwirkungen möglich sind?
6. Haben Sie den (unterschwelligen) Ehrgeiz, alles hundertprozentig zu machen? Können Sie delegieren?

7. Fühlen Sie sich ständig verpflichtet, irgendetwas zu »tun«? Stehen Sie dauernd »unter Druck« oder »unter Strom«? Welche »Kleinigkeiten« setzen Sie »unter Dampf«?
8. Gibt es in Ihrer Partnerschaft »Kleinigkeiten« (Mikrotraumen), die Sie immer wieder »auf die Palme bringen«? Welche? Wie gehen Sie und Ihr Partner damit um (Ordnung, Sauberkeit, Pünktlichkeit, Sparsamkeit usw.)?
9. Versuchen Sie, aggressive Regungen zu unterdrücken? Auf welche »Mikrotraumen« beziehen sich Ihre aggressiven Gefühle?
10. Werten Sie Kontakt als anstrengend, zeitraubend oder kostenaufwendig?
11. Setzen Sie sich mit weltanschaulichen, religiösen, politischen und gesellschaftlichen Fragen auseinander? Ist Ihre Einstellung zu solchen Fragen ambivalent (schwankend)?
12. Überwiegen bei Ihnen Sorgen, Hoffnungslosigkeit oder Verzagtheit? In welchen Bereichen des Lebens?
13. Gab es in den letzten fünf Jahren Trennungserlebnisse durch Scheidung, Umzug, Tod? Was hat Sie »unter Druck gesetzt«?
14. Akzeptieren Sie Ihre Beschwerden auch als Chance, bisher nicht erlebte Bereiche (Körper/Sinne, Beruf/Leistung, Kontakt, Phantasie/Zukunft) zu entwickeln?

Kopfschmerzen und Migräne

Die Fähigkeit, sich Spannungen und Konflikte durch den Kopf gehen zu lassen.

Haben Sie sich schon einmal Gedanken über die Ursachen Ihrer Kopfschmerzen gemacht? Kopfweh kann sehr verschiedene Ursachen haben, so Stoffwechselstörungen, seelische Belastungen, Blutdruck- und Kreislaufstörungen, entzündliche Erkrankungen, Hirntumoren, traumatisch bedingte Veränderungen und Allgemeinerkrankungen.

Sprachbilder und Volksweisheiten

Sich den Kopf zerbrechen; jemanden vor den Kopf stoßen; den Kopf verlieren; jemanden den Kopf verdrehen; kopflos sein; das kann einem Kopfschmerzen machen; einen Reifen um den Kopf haben; sich das Gehirn zermartern; der Kopf platzt; Kopf und Kragen riskieren; sich den Kopf um ungelegte Eier zerbrechen.

Beschwerden

Spannungskopfschmerz, durch Gefäßnerven ausgelöster (vaso-motorischer) Kopfschmerz und Migräne sind zwar zunächst auf körperliche Ursachen, auf eine übermäßige Anspannung der Muskulatur im Schulter-, Nacken und Kopfbereich, zurück-zuführen, aber warum legt ein Mensch »seine Stirn in Falten«, »hält die Ohren steif«, »beisst die Zähne zusammen«, »hält den Mund«, ist »halsstarrig«, »hartnäckig« usw.? Die Beschwerden entstehen durch Veränderungen im Gefäßapparat des Kopfes.

Der Spannungskopfschmerz setzt eher langsam ein, ist meist beidseitig und im Nacken fokalisiert. Er äußert sich meist stechend oder als Druck, wie wenn man einen »Reifen um den Kopf« habe, kann tagelang anhalten und geht häufig mit unterschiedlichen Begleiterscheinungen einher.

Der Migräneanfall setzt fast immer plötzlich ein, erreicht nach einer bis mehreren Stunden seinen Höhepunkt und kann bis zu zwölf Stunden andauern. Zu Beginn ist der Kopfschmerz meist halbseitig. Von der Schläfengegend breitet er sich allmählich über eine Schädelhälfte oder den gesamten Schädel aus. Der Schmerz wird als klopfend, pulsierend und bohrend beschrieben. Er kann durch optische und akustische Reize verstärkt werden. Das Leiden wird auf Gefäßkrämpfe der großen Kopfarterien zurückgeführt (z. B. Stoffwechselerkrankungen wie Diabetes mellitus).

Motive

Wer unter Kopfschmerzen leidet, befindet sich in einem Dilemma. Das, was er auf der einen Seite anstrebt, nämlich mit seinem Kopf tätig zu sein, wird auf der anderen Seite gerade aufgrund der Schmerzen verhindert. Unbewusst mag der Betroffene es als Möglichkeit nutzen, einem unterdrückten Gefühl symbolisch Ausdruck zu geben. Steht der Kopf eines Menschen immer unter Druck (Leistungsdruck), so muss dieser irgendwann zu schmerzen beginnen. Zum anderen entlastet der Kopfschmerz auch. Schlägt sich z. B. Ärger oder Enttäuschung in Kopfschmerzen nieder, so wird die körperliche Symptomatik in der Regel vom Betroffenen und seiner Umgebung eher akzeptiert als die psychische Symptomatik.

Häufig stammen Menschen, die unter Kopfschmerzen leiden, aus Familien, in denen sehr großer Wert auf Verstand und Leistung gelegt wurde. Die Eltern waren oft selbst Leistungsmenschen, die ihrem Körper und ihren Gefühlen wenig Beachtung schenkten, ihren Kindern nicht genügend Wärme gaben, nur eingeschränkte Kontakte zu Mitmenschen hatten und Sinn- und Glaubensfragen verdrängten. Die Kinder machten die Erfahrung, dass sie nicht um ihretwillen geliebt wurden, sondern hauptsächlich ihrer Leistungen wegen. Sie identifizierten sich nach und nach mit dem Leistungskonzept der Eltern und machten sich den hohen äußeren Druck zu eigen.

Unfähig, sich zu entspannen oder zu genießen, stellen diese Menschen als Erwachsene nun ständig selbst ihren Kopf unter Druck, indem sie von sich Anstrengungen abverlangen, die ihre Kräfte übersteigen. Auch den Umgang mit anderen Menschen machen sie häufig davon abhängig, ob es für das berufliche Fortkommen nützlich sein kann. In der Auseinandersetzung mit Fragen der Weltanschauung, der Religion und der Zukunft herrschen meistens bei ihnen recht pessimistische Vorstellungen vor.

Charakteristisch sind Aussagen wie: »Ich habe keine Zeit«, »der Beruf geht vor«, »ich mache das alles allein«, »bei mir gibt es keine halben Sachen« und »was man nicht im Kopf hat, muss man in den Beinen haben«. So dominieren bei Menschen, die eine Anfälligkeit für Kopfschmerzen haben, Fähigkeiten wie Fleiß/Leistung, Genauigkeit und Gewissenhaftigkeit, Ordnung und Zuverlässigkeit. Ausbaufähig sind dagegen Ehrlichkeit und Offenheit, Kontakt, Geduld, Zeit, Glaube, Hoffnung und Liebe.

Überlegen Sie nun, wann bei Ihnen Kopfschmerzen auftreten. Der folgende Fragebogen gibt Ihnen eine wertvolle Hilfestellung: Hilfe durch Selbstaufklärung.

Fragebogen zu Kopfschmerzen und Migräne

Körper/Sinne – Beruf/Leistung – Kontakt – Phantasie/Zukunft

1. Haben Sie sich schon einmal überlegt, worüber Sie sich »den Kopf zerbrechen« oder »das Gehirn zermartern«? Fallen Ihnen noch andere Sprichwörter zu Ihrer Erkrankung ein? Was sagen Ihnen diese Volksweisheiten?
2. Wer hat Sie wann über Ihre Krankheit informiert?
3. Wie sind Sie bisher behandelt worden? Welche Erklärungen wurden Ihnen für Ihre Beschwerden gegeben?
4. Praktizieren Sie das autogene Training, progressive Muskelentspannung nach Jacobsson oder ähnliche Übungen? Halten Sie Diät?
5. Nehmen Sie regelmäßig die verordneten Medikamente? Wissen Sie, wie die Medikamente wirken, was Sie von ihnen erwarten können und welche Nebenwirkungen möglich sind?
6. Wie stehen Sie zu de Konzepten »Der Beruf geht vor!«, »Ich mache es lieber selbst!«, »Bei mir gibt es keine halben Sachen!«, »Was man nicht im Kopf hat, muss man in den Beinen haben?«
7. Warum verkrampfen sich die Blutgefäße im Kopf? Hat sich jemand »über Ihren Kopf hinweggesetzt«? Meinen Sie, für eine Sache »den Kopf hinhalten zu müssen«? Haben Sie sich »Hals über Kopf in etwas hineingestürzt«?
8. Halten Sie sich für einen »klugen Kopf«, für einen »Dummkopf«? Zeigen Sie sich oft »kopflos«, wenn Ihnen die rationale Kontrolle fehlt?
9. Können Sie Ihren Gefühlen offen Ausdruck geben?

10. Wehren Sie Bereiche in Ihrem Leben (z. B. das Zulassen von Gefühlen, Kontakt, Sexualität, Sinnfragen) intellektuell ab? Können Sie aggressive Triebe bei sich akzeptieren? Suchen Sie den Grund dafür bei anderen?

11. Sind Kontakte mit Freunden, Bekannten, Gästen für Sie entlastend und entspannend, oder erzeugen sie schon im Vorfeld als Mikrotraumen Druck (»Ob die wohl zufrieden sein werden?... Die anderen haben mehr geboten...! Gäste kosten Geld, machen Unordnung...! Dann muss ich wieder alles putzen!"«)?

12. Denken Sie über die Zukunft eher pessimistisch? Ist Ihre Einstellung durch ständiges Sich-Sorgen-Machen gekennzeichnet?

13. Was ist für Sie der Sinn des Lebens (Antrieb, Ziele, Motivation, Lebensplan, Sinn von Krankheit und Tod, Leben nach dem Tod)?

14. Akzeptieren Sie Ihre Beschwerden auch als Chance, bisher nicht erlebte Bereiche (Körper/Sinne, Beruf/Leistung, Kontakt, Phantasie/Zukunft) zu entwickeln?

Schilddrüsenerkrankungen

Schilddrüsenüberfunktion (Hyperthyreose): Die Fähigkeit, alle Lebensvorgänge zu steigern und dadurch beschleunigt zu wachsen und vorzeitig zu reifen.

Schilddrüsenunterfunktion (Hypothyreose): Die Fähigkeit, Lebensvorgänge zu verlangsamen und dadurch Belastungen aus dem Weg zu gehen.

Schilddrüsenkrankheiten, eine Störung der Stoffwechselfunktionen, treten häufig als Folge von Stresssituationen, psychischen Belastungen und selbstauferlegtem Druck auf.

Sprachbilder und Volksweisheiten

Einen dicken Hals haben; den Hals nicht voll bekommen; die Sache hängt mir zum Hals heraus; das Wasser steht mir bis zum Hals; etwas auf dem Hals haben; sich jemanden an den Hals werfen; Hals über Kopf; lieber geheilt als geschmückt – der Kropf.

Beschwerden

Typisch für die Schilddrüsenüberfunktion (Hyperthyreose) ist, dass alle Lebensvorgänge gesteigert sind. Wachstum und Verbrennung gehen rascher vonstatten, das Körpergewicht sinkt trotz vermehrten Essens, häufig tritt Durchfall auf, der Betroffene schwitzt, sein Herz pocht, er zittert, ist nervös, gereizt, schreckhaft, neigt zum Weinen und schläft schlecht. Meist sind die Kranken bereits äußerlich an ihren hervorgetretenen, weit geöffneten und feucht glänzenden Augen zu erkennen, ebenso an dem weichen Kropf (Struma) und der motorischen Unruhe. Schilddrüsenüberfunktion kann jedoch auch ohne die krankhafte Augenveränderung und ohne Kropf auftreten. Ihre Begleitsymptome sind Verlangsamung und Veränderungen von Stimmungen und Affekten.

Motive

Bestimmte, bei Schilddrüsenüberfunktion immer wieder anzutreffende familiäre Erfahrungen haben eine große Rolle für die Entwicklung der Persönlichkeit und die Entstehung der aktuellen Konfliktsituation gespielt.

Da die ständige Lebensangst nicht durch Anlehnung an Bezugspersonen gemindert werden konnte, wurde sie mit großer Regelmäßigkeit dadurch bekämpft, dass der später unter Schilddrüsenüberfunktion Leidende vorzeitig die Kompetenz der Eltern anzweifelte und folglich Unabhängigkeit von ihnen anstrebte und im Übermaß Verantwortungsbewusstsein und Leistungsbereitschaft entwickelte. Der Schilddrüsenkranke neigt dazu, sich extrem für andere einzusetzen, sich aufzuopfern. Der Bereich

Leistung ist besonders stark besetzt. Die beiden anderen Bereiche – Körper und Kontakt – werden ganz vom Leistungsstreben bestimmt.

Die »Spielregeln«, die das Kind vom Elternhaus für das Leben mitbekam, lassen sich etwa folgendermaßen zusammenfassen: »Sieh zu, wie du allein fertig wirst. Wir können uns nicht um dich kümmern. Wir haben andere Sorgen.« Die Redensart vom »dicken Hals haben«, verweist auf einen Zusammenhang zwischen verdrängter Wut/Enttäuschung und der spezifischen psychosomatischen Reaktion.

Schlafstörungen

Die Fähigkeit, wach zu sein: »Wer seine Träume verwirklichen will, muss immer wach sein.«

Schlafstörungen sind eine der häufigsten Zivilisationskrankheiten; als Einschlaf- oder Durchschlafstörungen können sie den Lebensrhythmus und die Effizienz eines Menschen stark beeinträchtigen.

Sprachbilder und Volksweisheiten

Wie man sich bettet, so liegt man; ein gutes Gewissen ist ein sanftes Ruhekissen; Träume sind Schäume; mit jedem Einschlafen üben wir das Sterben; Schwelle zwischen hüben und drüben; Erwachen ist eine kleine Geburt; der Traum ist der Hüter des Schlafes; nach getaner Arbeit ist gut ruhen.

Beschwerden

Einschlafstörungen können bei Erkrankungen des Schlafzentrums primär oder sekundär sein, wenn sie indirekt durch äußere Faktoren wie Lichteinfall oder Lärm und/oder durch unsere inneren Faktoren wie Schmerzen, Sorgen, Angst usw. verursacht werden. Durchschlafstörungen sind durch häufige Unterbrechungen des Schlafs und/oder vorzeitiges Erwachen gekennzeichnet:

- Funktionelle Schlafstörungen treten am häufigsten auf und gehen auf exogene, d. h. von außen kommende, und auf psychische Faktoren zurück.
- organisch bedingte Schlafstörungen (z. B. bei Stoffwechselerkrankungen wie Diabetes mellitus)
- Schlafstörungen bei Depressionen
- Schlafapnoe und Schnarchen

Motive

Allgemein sucht man die Ursache für das Nicht-schlafen-Können immer in äußeren Faktoren. Aber warum schlafen trotz allem die meisten Menschen auch in der Großstadt? Es sind die eigenen, die inneren Feinde, die den Schlaf rauben.

Verstand und Leistung sind bei Schlafgestörten häufig stark betont. Pflichten werden überbewertet, unerledigte Handlungen und ungelöste Probleme führen zu gedanklichen Auseinandersetzungen, die im Bett fortgesetzt und intensiviert werden. Und schließlich wird der Schlaf selbst zur Leistung, dessen Dauer und Tiefe kontrolliert und ängstlich an irgendwelchen Normen gemessen wird.

Die Hinwendung zur Außenwelt ist häufig reduziert. Misstrauen und Empfindlichkeit belasten die zwischenmenschlichen Beziehungen. Nicht selten sind Probleme im partnerschaftlichen und beruflichen Bereich der Grund. Fast alle Schlafgestörten haben Angst vor unerledigten Aufgaben, vor dem Verlust von Angehörigen und insbesondere vor dem Verlassenwerden.

Bei funktionellen Schlafstörungen gehen die Wurzeln oft bis in die Kindheit zurück. In der Erziehung vermittelte Konzepte, v. a. zum pünktlichen Ins-Bett-Gehen, prägen nachhaltig die Einstellung des jungen Menschen zum Schlafen. Wird das Kind ermahnt: »Wenn du jetzt nicht sofort einschläfst, bist du morgen nicht ausgeschlafen«, »Du brauchst 8 Stunden Schlaf, sonst schaffst du morgen die Klassenarbeit nicht« oder »Der Schlaf vor Mitternacht ist der wichtigste«, so verliert es seine Unbefangenheit dem Schlaf gegenüber; es lernt nachzurechnen, ob es auch genügend geschlafen hat, und entwickelt Vorurteile und unter Umständen Ängste, wenn das vermeintliche Schlafsoll nicht erreicht wurde. Die Eltern bewerten häufig den Schlaf für das Kind zu hoch, anstatt sich für das Kind Zeit zu nehmen, ihm eine Geschichte zu erzählen oder mit ihm zu spielen.

Versuchen Sie, sich mit Hilfe des folgenden Fragebogens Ihrer Einschlaf- und Schlafgewohnheiten sowie Ihrer Schlafstörungen bewusst zu werden und ihnen auf den Grund zu gehen, damit der Schlaf bald wieder ein Energiereservoir für Sie wird!

Fragebogen zu Schlafstörungen

Körper/Sinne – Beruf/Leistung – Kontakt – Phantasie/Zukunft

1. Haben Sie abends das Gefühl »Nach getaner Arbeit ist gut ruhen«? Was halten Sie von dem Spruch »Ein gutes Gewissen ist ein sanftes Ruhekissen«? Fallen Ihnen noch andere Sprichwörter zu Ihren Beschwerden ein? Was sagen Ihnen diese Volksweisheiten?
2. Mussten Sie als Kind immer zu einer ganz bestimmten Zeit im Bett liegen, auch wenn Sie noch nicht müde waren? Wurden Sie zur Strafe ins Bett geschickt? Mussten Sie selbst bei kleinen Unpässlichkeiten »strikte Bettruhe« einhalten?
3. Nehmen Sie Aufputsch- oder Beruhigungsmittel als »Sonnenbrille der Seele« (Drogen, Alkohol, Nikotin)?
4. Geben Sie Ihrem persönlichen Schlafrhythmus (wenn möglich) nach?
5. Können Sie vor dem Einschlafen von der »linken« auf die »rechte« Hirnhälfte umschalten, indem Sie an positive Ereignisse der letzten Zeit denken und sich daran freuen?
6. Haben Sie Angst, sich selbst zu verlieren, wenn Sie sich in den Schlaf fallen lassen?
7. Sind Ihre Schlafstörungen vorwiegend situativ, d. h., durch berufliche Überlastung oder zwischenmenschliche Konflikte bedingt?

8. Haben Sie am Tag mikrotraumatische Erfahrungen im Umgang mit Vorgesetzten, Kollegen, Mitarbeitern gemacht, die gefühlsmäßig noch nicht »erledigt« sind (Tagesreste)?
9. Grübeln Sie nachts darüber nach, was Sie falsch machen, aus Angst, nicht perfekt zu sein?
10. Können Sie Ihre Kontakte erweitern, Gäste einladen, sich mit Freunden beraten, statt Ihre Probleme allein »auszubrüten«?
11. Gab es in den letzten fünf Jahren Trennungserlebnisse durch Scheidung, Umzug, Tod?
12. Welchen Sinn, welche positiven Aspekte sehen Sie in Ihren Schlafstörungen?
13. Was ist für Sie der Sinn des Lebens (Antrieb, Ziele, Motivation, Lebensplan, Sinn von Krankheit und Tod, Leben nach dem Tod)?
14. Akzeptieren Sie Ihre Beschwerden auch als Chance, bisher nicht erlebte Bereiche (Körper/Sinne, Beruf/Leistung, Kontakt, Phantasie/Zukunft) zu entwickeln?

Seh- und Hörstörungen

Die Fähigkeit, nicht alles wahrnehmen zu müssen; es ist leichter, etwas nicht zu sehen und nicht zu hören, als das Gesehene und Gehörte zu verarbeiten.

Zwischen Seh- bzw. Hörstörungen und Lebensgeschichte besteht ein enger Zusammenhang. Oft sieht und hört der Mensch nur das, was er will. Berufliche Schwierigkeiten, disharmonische Eltern-Kind-Beziehungen, verdrängte sexuelle Probleme sind oft die Ursache von Sehstörungen. Sehen und Hören können als Wechselbeziehung zwischen Körper und Seele begriffen werden.

Sprachbilder und Volksweisheiten

Es vergeht einem Hören und Sehen; schwarzsehen; das kann ins Auge gehen; jemanden blenden; das gehen einem die Augen über; einen blinden Fleck haben; aus den Augen, aus dem Sinn; jemanden in den Ohren liegen; etwas nicht mehr hören können; zu viel um die Ohren haben; die Ohren auf Durchzug stellen; etwas überhören; für etwas taub sein.

Beschwerden

Dass Wut Tränen in die Augen treiben kann und Kummer und Trauer weinen lassen, ist allen bekannt, aber weniger, dass durch Gefäßverkrampfungen und Stoffwechselerkrankungen wie Diabetes mellitus der Abfluss des Kammerwassers beeinträchtigt werden kann, wie das beim Glaukom der Fall ist.

Bindehautentzündung: Symptomatisch sind gerötete, juckende und brennende Augen mit Tränenfluss oder mit eitriger Absonderung bei der infektiösen Form.

Grüner Star: Bei der akuten Form des Grünen Stars erhöht sich der Druck innerhalb kurzer Zeit bis zum Fünffachen; es kommt zu starken Augenschmerzen mit Rötung des Auges und Sehstörungen wie Nebelsehen.

Grauer Star: Durch die Trübung wird der Lichteinfall ins Auge behindert, wodurch das Sehvermögen abnimmt, vor allem bei Entzündungen, Stoffwechselerkrankungen (z. B. Diabetes mellitus), Vergiftungen, Verletzungen und neuerdings v. a. Schallschäden.

Andauernder Lärm kann bei den Innenohrsinneszellen Entartungs- und Rückbildungsvorgänge auslösen. Geräusche, die durchaus im hörbaren Bereich liegen, können bewusst oder unbewusst durch das Gehirn ausgeschaltet werden, so dass sie nicht als Wahrnehmung auftreten.

Motive

Man neigt dazu, durch spezifischen Einsatz des Gesichts- und Gehörsinns seelische Belastungen und Konflikte anzugehen oder zu verdrängen.»Aus den Augen – aus dem Sinn«. Mit anderen

Worten: »Es ist bequemer, nicht zu sehen, als das Gesehene zu verarbeiten«(Groddeck). Die anderen Bereiche und Fähigkeiten werden jedoch dabei vernachlässigt. Glaube und Vertrauen basieren bei diesen Menschen auf der eigenen Wahrnehmung: »Ich glaube etwas erst, wenn ich es mit eigenen Augen/Ohren wahrgenommen habe«.

Bei Menschen, die bevorzugt im Bereich »Sehen« reagieren, wurde meist schon in früher Kindheit großer Wert auf Äußeres, Sichtbares gelegt: »Mach die Augen/Ohren auf«, »Sieh dir erst mal alles genau an«, »Hör dich erst mal um«. Die emotionale Zuwendung der Eltern zu diesen Kindern zeichnete sich häufig durch eine gewisse räumliche und emotionale Distanz aus. Bei Menschen mit Hörstörungen legte man großen Wert auf Gehorsam. »Gehorsam« und »gehorchen« kommen von »hören« (»Wer nicht hören will, muss fühlen«). Im Kontakt zu anderen Menschen spielten optische und akustische Sinneseindrücke eine große Rolle. Konzepte wie »Sehen und gesehen werden« und »Hast du schon gehört, dass...« standen in der Familie und Jugend dieser Menschen im Vordergrund.

Versuchen Sie nun, den Bereich dieser Sinneswahrnehmungen für sich auszuloten. Die nachstehenden Fragen helfen Ihnen, Ihre Seh- oder Hörstörungen aufzuarbeiten:

Fragebogen zu Seh- und Hörstörungen

Körper/Sinne – Beruf/Leistung – Kontakt – Phantasie/Zukunft

1. Sehen Sie privat oder beruflich »schwarz«? Lassen Sie sich durch Erfahrungen »den Blick für etwas trüben«? Sind Sie »blind und taub« für etwas? Fallen Ihnen noch andere Sprichwörter zu Ihrer Erkrankung ein? Was sagen Ihnen diese Volksweisheiten?
2. Betrachten Sie die Welt nur unter einem bestimmten Blickwinkel? Sehen Sie Ihre Vergangenheit, Gegenwart und Zukunft eher durch eine »rosarote Brille«?

3. Nehmen Sie regelmäßig die verordneten Medikamente? Wissen Sie, wie die Medikamente wirken, was Sie von ihnen erwarten können und welche Nebenwirkungen möglich sind?

4. Praktizieren Sie das Intervalltraining, autogene Training oder andere Entspannungsmethoden?

5. Haben Sie Angst, beruflichen Anforderungen nicht gewachsen zu sein? Fühlen Sie sich gestresst?

6. Müssen Sie Mitarbeitern, Kollegen, dem Chef »in den Ohren liegen«, um sich »Gehör zu verschaffen«?

7. Sind Sie besonders »hellhörig«, wenn es um Fehler anderer geht?

8. Wie stehen Sie zu Konzepten wie »Mach die Augen und Ohren auf!«, »Sieh dir alles erst mal genau an!«, »Wer nicht hören will, muss fühlen!«?

9. Gibt es Ereignisse in Ihrem Alltag, die bei Ihnen oder Ihrem Partner (Ehepartner, Eltern, Kindern, Freunden, Bekannten) „ins Auge gehen"? Welche Aktualfähigkeiten sind beteiligt.

10. Glauben Sie nur das, was Sie »mit eigenen Augen gesehen« haben?

11. Welche Ereignisse sind in den letzten fünf Jahren auf Sie zugekommen, dass Ihnen »Hören und Sehen vergangen ist«? Nennen Sie mindestens zehn Erlebnisse. Übersehen/überhören Sie das, was Sie nicht (mehr) sehen/hören wollen?

12. Welche Wünsche, von denen Sie schon lange »geträumt« haben, möchten Sie sich erfüllen? Sehen Sie dafür Chancen?

13. Was ist für Sie der Sinn des Lebens (Antrieb, Ziele, Motivation, Lebensplan, Sinn von Krankheit und Tod, Leben nach dem Tod)?

14. Akzeptieren Sie Ihre Beschwerden auch als Chance, bisher nicht erlebte Bereiche (Körper/Sinne, Beruf/Leistung, Kontakt, Phantasie/Zukunft) zu entwickeln?

Umgang mit Alkohol und Nikotin

> Die Fähigkeit, mit Hilfe des Alkohols Konflikte vorübergehend erträglich zu machen.

Alkohol- und Zigarettengenuss können entspannend und stimmungsaufhellend wirken, erzeugen aber bei übermäßigem Genuss körperliche Schäden (chronische Entzündung der Magenschleimhaut, Leberschädigung) und seelische Abhängigkeit. Auslösende Faktoren für den Missbrauch sind oft seelisch-körperliche Belastungen.

Sprachbilder und Volksweisheiten

Schütt die Sorgen in ein Gläschen Wein; der schönste Platz ist immer an der Theke; bist du krank, dass du nichts trinkst?; Spielverderber; im Wein ist Wahrheit.

»Sagen Sie mal, die ganze Woche sitzen Sie in der Kneipe, warum eigentlich nicht auch am Sonntag?« – »Der Sonntag gehört meiner Familie, da sitze ich vor dem Fernseher.«

Ein Mann sitzt an der Theke einer Bar und trinkt einen Whisky nach dem anderen. Er spricht zu sich: »Man lebt in einer komischen Welt. Man sitzt hier und trinkt, um die Sorgen mit seiner Frau zu vergessen. Kommt man nach Hause, sieht man sie sogar doppelt.«

Motive

Die körperliche Abhängigkeit zeigt sich bei kurzfristiger Abstinenz: es kommt zu Schweißausbrüchen, Händezittern, depressiven Verstimmungen usw. Trinkt der Betroffene wieder, verschwinden diese Entzugssymptome. Die Folge: Er sorgt dafür, dass immer Alkohol griffbereit ist. Mit der Zeit sind immer höhere Dosen nötig, um die gleiche Wirkung zu erzielen.
Das Trinken bekommt die Bedeutung einer Strategie zur Existenzbewältigung. Wer in unserer Gesellschaft das Trinken von

Alkohol ablehnt, riskiert es, als »Spielverderber«, als »Sonderling«, als »Gesundheitsapostel« oder gar als krank betrachtet zu werden. Wer dagegen Alkohol trinkt, gilt als erwachsen und stark; wer besonders viel verträgt, genießt hohes Ansehen.

Im körperlichen Bereich erfährt der Alkoholkranke einerseits ein Nachlassen der allgemeinen Vitalität und körperliche Beschwerden, andererseits erlebt er das wachsende Verlangen des Körpers nach Alkohol. Im Bereich Verstand/Leistung kommt es zu Einbußen. Schwierigkeiten im beruflichen Bereich ergeben sich zwangsläufig. Zu seinen Mitmenschen geht er aus Angst und Minderwertigkeitsgefühlen auf Abstand. Was er gelernt hat, ist die Flucht in die Phantasie. Alkohol ist eine Droge, die das Gefühl von Wärme, Geborgenheit und Sicherheit vermittelt und damit Funktionen übernimmt, die der intakten Familie zukommen. Das Hauptgewicht liegt offensichtlich auf den Lernerfahrungen, die der betreffende Mensch in seiner Kindheit und Jugend machte und die seine Einstellung zum Leben, seine Art, wie er mit Problemen umgeht, und sein Trinkverhalten formten. Ergründen Sie anhand des folgenden Fragebogens Ihre seelisch-körperliche Disposition und Ihre emotionalen Konflikte in früher Kindheit, die Sie zum übermäßigen Alkohol- oder Nikotingenuss geführt haben:

Fragebogen zu Umgang mit Alkohol und Nikotin

**Körper/Sinne – Beruf/Leistung – Kontakt –
Phantasie/Zukunft**

1. Fürchten Sie, als »Spielverderber« oder »Sonderling« angesehen zu werden, wenn Sie nicht trinken oder rauchen? Fallen Ihnen noch andere Sprichwörter zu Alkohol- oder Nikotingebrauch ein? Was sagen Ihnen diese Volksweisheiten?
2. Kennen Sie das Programm der Bundeszentrale für gesundheitliche Aufklärung, wie Sie schrittweise das Nichtrauchen lernen können?

3. Wie stehen Sie dazu, dass durch die Werbung Wünsche geweckt werden, die angeblich durch Alkohol oder Nikotin befriedigt werden sollen (Freundschaft, Muntermacher, Zeichen für gehobenen Lebensstandard, Befreiung von Alltagssorgen, »In«-Sein, Abbau von Hemmungen, Gleichstellung mit Erwachsenen), wobei aber negative Nebenwirkungen wie z. B. körperliches Unwohlsein verschwiegen werden?

4. Nehmen Sie regelmäßig die verordneten Medikamente? Wissen Sie, wie die Medikamente wirken, was Sie von Ihnen erwarten können und welche Nebenwirkungen möglich sind?

5. Trinken oder rauchen Sie aus berufsbedingten Gründen?

6. Befürchten Sie, Ihren Arbeitsplatz zu verlieren und sozial abzusteigen?

7. Fliehen Sie vor beruflichen Problemen in den »blauen Dunst« oder in den Alkohol? Um welche mikrotraumatisch besetzten Bereiche wie Ordnung/Unordnung, Pünktlichkeit/Unpünktlichkeit, Gerechtigkeit/Ungerechtigkeit usw. handelt es sich?

8. Trinken Sie, um Sorgen, Angst oder Hemmungen zu vermindern, um sich in eine bessere Stimmung zu versetzen? Was ist der Grund für Ihre Verstimmung? Trinken Sie aus gesellschaftlichen Gründen? Meinen Sie, mehr Ansehen zu genießen, wenn Sie viel trinken? Trinken Sie, um für Stimmung zu sorgen oder Langweile zu beheben?

9. Kommen Sie sich als »erwachsen« oder »stark« vor, wenn Sie viel trinken? Stärkt das Ihr Selbstbewusstsein?

10. Sehen Sie Ihr Leben als sinnvoll an? In welchen Bereichen? Verspricht Ihnen der Alkohol ein Eintauchen in eine glücklichere Welt, in Wärme, Geborgenheit, Sicherheit?

11. Was ist für Sie der Sinn des Lebens (Antrieb, Ziele, Motivation, Lebensplan, Sinn von Krankheit und Tod, Leben nach dem Tod)?

12. Akzeptieren Sie Ihre Erkrankung auch als Chance, bisher nicht erlebte Bereiche (Körper/Sinne, Beruf/Leistung, Kontakt, Fantasie/Zukunft) zu entwickeln?

Urologische Erkrankungen

Die Fähigkeit, sich Probleme an die Nieren gehen zu lassen und auf »unhaltbare« Zustände hinzuweisen.

Beschwerden im Harnblasen-/Nierenbereich wie Blasenentzündung, Blasenkatarrh, Blasensteine, Nierenkoliken und Nierensteine sind nicht nur durch organische Faktoren bedingt, sondern haben oft auch seelische Ursachen.

Sprachbilder und Volksweisheiten

Das geht einem an die Nieren; alles laufen lassen; sich vor Angst in die Hose machen; unter Druck geraten; eine Sextanerblase haben; sich verpissen; etwas im Urin haben.

Beschwerden

Mit dem Harndrang, der bei einer Reizblase meist nur tagsüber besteht, geht in der Regel starkes Brennen beim Wasserlassen einher. Bei Harnröhrenentzündung sondert die Harnröhre einen schleimig-eitrigen Ausfluss ab. Eine Harnblasenentzündung kann mit plötzlich auftretendem Schüttelfrost und Fieber einhergehen.

Nach dem Ersten und Zweiten Weltkrieg wurden so genannte Steinwellen beobachtet. Die Zahl der Nierensteinkranken ist heute etwa so groß wie die der Diabetiker.

Motive

Das Recht, körperliche Bedürfnisse zu haben und diese auch zu beanspruchen, nehmen Menschen mit gestörter Nieren- und Blasenfunktion häufig nicht wahr. Man hat keine Zeit, auf die Toilette zu gehen, die Arbeit geht vor. Das Trinken wird bewusst eingeschränkt, um nicht so häufig »verschwinden« zu müssen (Leistung). Folge: Eine unzureichende Durchspülung der Nieren kann ihre Funktionsfähigkeit beeinträchtigen. Aus Scheu vor fremden Toiletten (Sauberkeit) wird der Urin krampfhaft einge-

halten; außerdem möchte man nicht bei anderen den Eindruck erwecken, eine schwache Blase zu haben (mangelnde Offenheit), oder sie durch das Hinausgehen stören (Höflichkeit). Im beruflichen Bereich dagegen sind solche Menschen eher reserviert, in Gegenwart anderer gehemmt und unsicher. Ihre Phantasien kreisen oft um hohe Ziele, an deren Realisierung sie selbst nicht glauben. Der Sinn des Lebens wird bezweifelt. Eine labile, vorwiegend ängstliche Stimmung mit Versagensgefühlen und Neigung zu Depressionen überwiegt. Meist wurde im Elternhaus der Betroffenen großer Wert auf Sauberkeit und Leistung gelegt. Das Kind lernte sehr bald, seine körperlichen Bedürfnisse zu kontrollieren und sie dem Leistungsprinzip zu unterstellen. Kompliziert wurde der unbeschwerte Vorgang der Urinausscheidung dadurch, dass die Ausscheidungsfunktion an die Geschlechtsorgane gekoppelt ist und damit, infolge einer strengen, körperfeindlichen und moralisierenden Erziehung, das Urinieren unbewusst mit etwas Verbotenem verknüpft und damit zwiespältig erlebt wurde. Wie sehr Emotionen, insbesondere Angst, mit der Entleerung der Blase verknüpft sind, dafür sprechen Redensarten wie: »Sich vor Angst in die Hose machen« oder »sich verpissen«. Jemand, der eine schwache Blase oder eine »Sextanerblase« hat, gilt nicht selten auch sonst als ein schwacher oder unreifer Mensch, denn seine Ausscheidung nicht im Griff zu haben, ist mit das Peinlichste, was einem Menschen passieren kann.
Überlegen Sie nun, ob auch bei Ihnen die angeführten Motive zutreffen und legen Sie sich selbst amit Hilfe des folgenden Fragebogens Rechenschaft darüber ab:

Fragebogen zu urologischen Erkrankungen

Körper / Sinne – Beruf / Leistung – Kontakt – Phantasie / Zukunft

1. Was geht Ihnen an die Nieren? Können Sie auch mal »etwas laufen lassen«? Fallen Ihnen noch andere Sprichwörter zu Ihrer Erkrankung ein? Was sagen Ihnen diese Volksweisheiten?

2. Geht Ihnen beruflich etwas »auf die Nerven«? Um welche Probleme handelt es sich? Wie gehen Sie damit um?

3. Schränken Sie das Trinken bewusst ein, um nicht so oft »verschwinden« zu müssen?

4. Nehmen Sie regelmäßig die verordneten Medikamente? Wissen Sie, wie die Medikamente wirken, was Sie von Ihnen erwarten können und welche Nebenwirkungen möglich sind?

5. Ist es Ihnen wichtig, sich im Umgang mit Kollegen und Mitarbeitern zu kontrollieren und zurückzuhalten?

6. Bekommen Sie durch Ihre Erkrankung Zuwendung von Ihrer Umgebung, die Sie sonst nicht bekommen würden?

7. Können Sie sich durch Ihre Erkrankung Ihren Partner »vom Leib halten«?

8. Nehmen Sie das Recht, körperliche Bedürfnisse zu haben und auch zu beanspruchen, wahr?

9. Können Sie anderen Menschen spontan etwas geben oder schenken, was für Sie von Wert ist?

10. Ist das Urinieren bei Ihnen wegen der Nähe von Ausscheidungs- und Geschlechtsorganen mit etwas Verbotenem verbunden und wird daher zwiespältig erlebt?

11. Was ist für Sie der Sinn des Lebens (Antrieb, Ziele, Motivation, Lebensplan, Sinn von Krankheit und Tod, Leben nach dem Tod)?

12. Akzeptieren Sie Ihre Erkrankung auch als Chance, bisher nicht erlebte Bereiche (Körper/Sinne, Beruf/Leistung, Kontakt, Phantasie/Zukunft) zu entwickeln?

Es fällt kein Meister vom Himmel

Ein Zauberkünstler führte am Hofe des Sultans seine Kunst vor und begeisterte seine Zuschauer. Der Sultan selbst war außer sich vor Bewunderung: »*Gott stehe mir bei, welch ein Wunder, welch ein Genie!*« *Sein Wesir gab zu bedenken:* »*Hoheit, kein Meister fällt vom Himmel. Die Kunst des Zauberers ist die Folge seines Fleißes und seiner Übungen.*« *Der Sultan runzelte die Stirn. Der Widerspruch seines Wesirs hatte ihm die Freude an den Zauberkunststücken verdorben.* »*Du undankbarer Mensch! Wie kannst du behaupten, dass solche Fertigkeiten durch Übung kommen? Es ist wie ich sage: Entweder man hat das Talent oder man hat es nicht.*« *Abschätzend blickte er seinen Wesir an und rief:* »*Du hast es jedenfalls nicht, ab mit dir in den Kerker. Dort kannst du über meine Worte nachdenken. Damit du nicht so einsam bist und du deinesgleichen um dich hast, bekommst du ein Kalb als Kerkergenossen.*« *Vom ersten Tag seiner Kerkerzeit an übte der Wesir, das Kalb hochzuheben, und trug es jeden Tag über die Treppe seines Kerkerturms. Die Monate vergingen. Aus dem Kalb wurde ein prächtiger Stier, und mit jedem Tag der Übung wuchsen die Kräfte des Wesirs. Eines Tages erinnerte sich der Sultan an seinen Gefangenen. Er ließ ihn zu sich holen. Bei seinem Anblick aber überwältigte ihn das Staunen:* »*Gott steh mir bei, welch ein Wunder, welch ein Genie!*« *Der Wesir, der mit ausgestreckten Armen den Stier trug, antwortete mit den gleichen Worten wie damals:* »*Hoheit, kein Meister fällt vom Himmel. Dieses Tier hattest du mir in deiner Gnade mitgegeben. Meine Kraft ist die Folge meines Fleißes und meiner Übung.*«

Der König möchte in dem Zauberer jemanden sehen, der eine besondere, ausgezeichnete und sonst niemandem erreichbare Fähigkeit besitzt. Er löst die Leistung des Zauberers aus ihrem Zusammenhang und idealisiert ihn. Es heißt: Entweder man kann mit Menschen Kontakt aufnehmen oder man kann es nicht, entweder man hat das Glück auf seiner Seite oder gegen sich. Dieses klare »Entweder-Oder« steht hinter der Vorstellung, dass man von Geburt an gewisse Fähigkeiten besitzt oder nicht. Der Wesir setzt diesem »Entweder-Oder« eine dritte Möglichkeit entgegen. Die Kunst des Zauberers ist für ihn eine Folge seines Fleißes und seiner Übungen. Damit wird das »Entweder-Oder« aufgehoben in der Vorstellung, dass man im Prinzip nahezu alles erreichen kann, wenn man nur genügend Zeit zur Verfügung hat und bereit ist, diese Zeit für sein Ziel zu nutzen.

Selbsthilfe: 16 spezielle Techniken in der Positiven Psychotherapie

Die in der Positiven Psychotherapie entwickelten Techniken können auch im Rahmen der Selbsthilfe intensiv eingesetzt werden. Sie stellen ein »Baukastensystem« dar, aus dem man je nach der Situation des Betroffenen die entsprechende Technik herausgreifen und gezielt und effektiv einsetzen kann, so dass rasche Veränderungen sowohl beim Kranken als auch in seinem Umfeld sichtbar werden.

> Wir brauchen etwas Neues: Wir müssen lernen, in neuen Situationen neu nachzudenken.
> *Bertolt Brecht*

Das positive Menschenbild und die positive Deutung der Beschwerden

- Die fünfstufige Positive Psychotherapie ist eine Selbsthilfe-Strategie, innerhalb deren Familientherapie und Selbsthilfe sinnvoll aufeinander bezogen sind.
- Der Kranke und seine Angehörigen werden gemeinsam über die Krankheit und die Möglichkeiten für individuelle Auswege und Perspektiven informiert.

- Die Grundfähigkeiten bilden das Fähigkeitspotenzial, das jeder Mensch unabhängig von seiner körperlichen und seelischen Gesundheit sowie seiner sozialen Situation besitzt. Sie sind die Basis der menschlichen Beziehungen und die Bereiche, in denen Menschen trotz individueller und kultureller Unterschiede Gemeinsamkeiten finden können.

- Das positive Vorgehen besagt: Jeder Mensch verfügt über eine Anzahl von Fähigkeiten; jede Störung und Krankheit erfüllt für den Betroffenen und seine soziale Umgebung bestimmte Funktionen, das heißt, sie besitzt positive Züge. Der Weg vom Symptom zum Konflikt wird aufgezeigt.

- Die positive Deutung setzt das Wissen um die Leiden, Nöte und Sorgen bei einer Krankheit voraus und konfrontiert mit einem weniger bekannten, für das Verständnis und den praktischen Umgang mit der Krankheit umso wichtigeren Aspekt: mit der Funktion, dem Sinn und folglich den positiven Aspekten der Krankheit.

- Krankheit ist ein eigenes Mittel, Kontakt zu erzwingen, sei es von nahen Angehörigen oder vom Arzt.

Der Rückzug aus sozialen Kontakten ist ein häufiges Phänomen bei fast allen Krankheiten. Wenn dadurch die engsten Angehörigen vermehrt in Anspruch genommen werden, kann das zu weiteren Konflikten führen. Oft geht mit der Krankheit eine Störung der Beziehungsfähigkeit einher, manchmal wird aber auch eine bevorstehende Trennung verhindert.

Zu viel Kontakt kann einen gewaltigen emotionalen Stress bedeuten, wenn er aus einer mangelnden Abgrenzungsfähigkeit oder aus Abhängigkeit resultiert. Die Krankheit erzwingt dann geradezu die Abgrenzung gegenüber den vielen Verpflichtungen und der emotionalen Überforderung. Sie verlangt Besinnung im Alleinsein.

Die Flucht in den Kontakt ist meist die Folge einer Selbstwertproblematik. Wird diese Möglichkeit der narzisstischen Stabilisierung durch die Krankheit zerstört, reagieren die Betroffenen – ähnlich wie bei der Flucht in die Leistung – häufig depressiv.

Geschichten, Lebensweisheiten, Sprachbilder und Humor als Hilfe zum Standortwechsel

Geschichten und Lebensweisheiten sind für die Seele, was Medizin für den Körper ist. Positive Psychotherapie

Die goldenen Zeltnägel

Ein Derwisch, dessen Freude die Entsagung und dessen Hoffnung das Paradies war, traf einst einen Fürsten, dessen Reichtum alles übertraf, was der Derwisch je gesehen hatte. Das Zelt des Adligen, der außerhalb der Stadt zur Erholung lagerte, war aus kostbaren Stoffen, und selbst die Zeltnägel, die es hielten, waren aus purem Gold. Der Derwisch, der es gewohnt war, Askese zu predigen, überfiel den Fürsten mit einem Wortschwall, wie nichtig doch der irdische Reichtum, wie eitel die goldenen Zeltnägel, wie vergeblich die menschlichen Mühen seien. Wie ewig und herrlich seien dagegen die heiligen Stätten. Entsagung bedeute das größte Glück. Ernst und nachdenklich hörte der Fürst zu. Er ergriff die Hand des Derwischs und sprach:»Deine Worte sind für mich wie die Glut der Mittagssonne und die Klarheit des Abendwindes. Freund, komm mit mir, begleite mich auf dem Weg zu den heiligen Stätten.« Ohne rückwärts zu schauen, ohne Geld, ohne ein Reitpferd oder einen Diener mitzunehmen, begab sich der Fürst auf den Weg. Erstaunt eilte der Derwisch hinterher:»Herr! Sag mir doch, ist es dein Ernst, dass du zu den heiligen Stätten pilgerst? Wenn es so ist, warte auf mich, dass ich schnell meinen Pilgermantel hole.« Gütig lächelnd antwortete der Fürst:»Ich habe meinen Reichtum, meine Pferde, mein Gold, mein Zelt, meine Diener und alles, was ich hatte, zurückgelassen; musst du dann wegen eines Mantels den Weg zurückgehen?« –»Herr«, staunte der Derwisch,»erkläre mir bitte, wie konntest du alle deine Schätze zurücklassen und selbst auf deinen Fürstenmantel verzichten?« Der Fürst sprach langsam:»Wir haben die goldenen Zeltnägel in den Boden geschlagen, nicht aber in unser Herz!«

Um das Verständnis zu unterstützen, verwendet die Positive Psychotherapie Parabeln, d. h. in Sprache umgesetzte Bilder, Fabeln,

Lebensweisheiten, Humor und Mythologie. Ein Erlebnis, das in vieler Hinsicht den Geschichten entspricht, ist der Traum. Er ist eine ganz persönlichen Geschichte, deren Sinn und Bedeutung in Symbolen verschlüsselt ist. Geschichten und Lebensweisheiten erfüllen eine Vielzahl von Funktionen:

• Spiegelfunktion: Der Betroffene findet sich in den Geschichten wieder, wie in einem Spiegel.

• Modellfunktion: Geschichten geben Konfliktsituationen wieder und legen Lösungsmöglichkeiten nahe.

• Vermittlerfunktion: In der Beziehung zwischen Arzt/Therapeut und Patient/Klient und im Alltagsleben wird die Konfliktsituation dadurch aufgelockert, dass zwischen diesen beiden »Fronten«, das Medium der Geschichte und Lebensweisheit tritt.

• Geschichte als Gegenkonzept: Der Betroffene versucht, sich mit der fremden Ansicht zu identifizieren, und prüft, was für ihn selbst akzeptabel ist. Hilfreich ist die Beantwortung folgender Fragen:

Wer hat Ihnen Geschichten vorgelesen oder erzählt (Vater, Mutter, Geschwister, Großeltern, Tante, Kindergärtnerin usw.)?

Können Sie sich an Situationen erinnern, in denen Ihnen Geschichten erzählt wurden, wie fühlten Sie sich?

Was halten Sie von Märchen und Geschichten?

Welche Geschichte, welche Erzählung, welches Märchen fällt Ihnen spontan ein ?

Wer ist Ihr Lieblingsautor?

Welche Sprichwörter und Konzepte haben für Sie die größte Bedeutung?

Wo das Lachen verboten ist, ist gewöhnlich auch das
Weinen nicht gestattet.
Lebensweisheit

»Ist-Wert« und »Soll-Wert« im Lebensalltag des Diabetikers

Der Umlernprozess auf der Stufe der Beobachtung/Distanzierung ist meist dadurch erschwert, dass der Diabetiker nur seine Krankheit und seinen Konflikt und nichts anderes sieht. Seine Reaktion auf seinen Konflikt hat für ihn den Charakter eines Schicksals. Er hat das Gefühl, er könne nicht anders, als sich über seinen Partner ärgern, sich zurückziehen oder Zuflucht in der Krankheit finden.

Es ist darum erforderlich, Verhaltensalternativen anzustreben – und dies ist die Aufgabe des Betroffenen selbst. Als Technik bieten sich der Ist- und der Soll-Wert an, eine therapeutisch lenkbare Methode der Selbstkontrolle: In der ersten Spalte (Situation)

Situation	Ist-Wert	Soll-Wert
Worüber habe ich mich wann, wo, wem gegenüber und unter welchen Bedingungen geärgert?	Wie habe ich mich gefühlt, wie gehandelt, was habe ich gesagt, was gedacht?	Wie hätte ich anders (besser) reagieren können?
	Warum reagiere ich in dieser Situation gerade so und nicht anders?	Wozu würde diese andere Reaktion führen?
	Wer von meinen Bezugspersonen hätte ähnlich gehandelt?	
	Welche Konsequenzen hat meine Reaktion für mich und für die anderen?	

wird eine aufgetretene Konfliktsituation kurz dargestellt, in der zweiten Spalte (Ist-Wert) wird beschrieben, wie und warum man in der geschilderten Situation so reagiert hat und welche Konsequenzen diese Reaktion für einen selbst und für die anderen hat. In der dritten Spalte (Soll-Wert) wird dargestellt, wie man hätte besser reagieren können und wozu dieses alternative Verhalten führen würde.

Situation

Im Medikamentenschrank herrscht schon wieder ein heilloses Durcheinander. Ich kann mal wieder meine Insulinpräparate nicht finden.

Ist-Wert

Der Diabetiker brüllt in seiner Wut seine Frau an:»Deine Unordnung bringt mich völlig aus dem Konzept. Erst muss ich stundenlang suchen, bis ich mein Insulin gefunden habe, und zu allem Überfluss stecken in der Packung dann deine Kopfschmerztabletten!«

Soll-Wert

Der Patient zu seiner Frau:»Wann hast du einmal Zeit, damit wir gemeinsam den Medikamentenschrank aufräumen können? Ich brauche deine Hilfe, damit wir beide wissen, wo wir etwas finden können.«

Wer hat Zeit kommt immer zurecht.
H. Müllerson

Der Tagesablauf eines Diabetikers

Heute ist das Morgen, über das wir uns gestern Sorgen gemacht haben.

Positive Psychotherapie

Die Zeitgestaltung beeinflusst unmittelbar eine Reihe von Konfliktbereichen. Warum bin ich immer pünktlich? Warum nervt mich das Warten auf meinen Partner? Warum beschäftige ich mich so wenig mit mir und meiner Familie? Warum habe ich Schwierigkeiten mit meinen Kindern? Warum fühlt sich meine Frau vernachlässigt? Während der Ist-Wert meist recht eingefahrene Problemlösungsschemata beschreibt, gibt der beschreibende Zeitplan die Verhaltensmuster hinsichtlich der Zeit wieder.

Hinsichtlich der Zeitgestaltung lassen sich drei Typen unterscheiden: Bei dem sekundär-orientierten Typ die überstrukturierte Zeit, in der fast jede Minute mit Aufgaben und Pflichten ausgefüllt ist; bei dem naiv-primären Typ die unstrukturierte Zeit, weite Felder von Leerlauf und Zeit, mit der man nichts anfangen kann; die unstrukturierte Zeit wird im Erleben depressiver Menschen als gestaltlose, unlustbesetzte, erdrückende Masse beschrieben, in der sich Verpflichtungen, Belastungen und unangenehme Ereignisse zusammenballen.

Der Doppel-Bindungstyp zeigt einen Wechsel von Über- und Unterstrukturierung seiner Zeiteinteilung. Mal lebt er in den Tag hinein, mal überlastet er sich mit Terminen und Aufgaben.

Eine beschreibende Darstellung des Tagesablaufs gibt den Ist-Wert wieder, dem Soll-Wert entspricht folgender Zeitplan: Man überlässt nicht dem Zufall oder von außen herangetragenen Aufgaben, was man im Verlauf eines Tages oder einer Woche tun möchte, sondern teilt sich selber die Zeit ein.

Für einzelne Punkte des Tagesplans werden Alternativprogramme aufgestellt. Auch die Kontrolle des Tagesplans erfolgt in einer Art Selbstkontrolle. Man vergleicht das, was man tun und erreichen wollte, mit dem, was man tun und erreichen konnte. Diese Rückkoppelung ermöglicht eine Korrektur des Plans bzw. des Verhaltens.

Fallbeispiel: Tagesplan eines 48-jährigen Diabetikers

▶ 6.15 Uhr   Aufstehen, leise und sachte; damit meine Frau nicht gestört wird, habe ich den Wecker schon sorgsam 15 Minuten vorher abgestellt, damit er nicht klingelt; danach Morgentoilette; Begrüßung meines jüngsten Sohnes, der schon wach ist. Im Bad das Becken gesäubert, Zahnbecher ausgespült, Haare vom Kamm entfernt (beteiligte Grundfähigkeiten: Pünktlichkeit, Höflichkeit, Sauberkeit).

▶ 7.15 Uhr   Ich verlasse das Haus, ohne – außer meinem jüngsten Sohn – jemandem von der Familie begegnet zu sein. Ich mahne Wolfgang zur Ruhe, damit er den Rest der Familie nicht stört, schließe leise die Haustür.

▶ 9.00 Uhr   Ich komme nach Hause zum Frühstück, das ich mit meiner Frau und Wolfgang einnehme, ich plaudere ein wenig mit ihm und wechsle ab und zu ein Wort mit meiner Frau – morgens gibt es noch keine größeren Dispute (Kontakt, Höflichkeit, Pünktlichkeit, Leistung).

▶ 9.30 Uhr   Ich fahre wieder ins Büro.

▶ 12.30 Uhr   Ich komme zum Mittagessen nach Hause. Das Essen ist meist noch nicht fertig, was mich ärgert, da ich über Mittag – wenn möglich – eine Stunde ruhen möchte. Ich merke, dass die Aufregung meinem Diabetes nicht gut bekommt. Wahrscheinlich muss ich wieder mehr spritzen! (Leistung, Pünktlichkeit, Zeit, Geduld).

▶ 13.00 Uhr   Mittagessen mit meiner Frau, Wolfgang und Christoph, minimale Unterhaltung beim Essen, obwohl ich mit Christoph eigentlich persönliche Gespräche führen möchte und dabei über die Schule möglichst nicht rede, weil seine Faulheit mich maßlos ärgert und meine Unruhe wieder steigert. Die Folgen sind abzusehen. Da ich mich gestern Abend sehr darüber geärgert hatte, dass meine Familie alle Lichter brennen und bei laufender Heizung die Fenster offen ließ, habe ich meinen Missmut deutlich geäußert. Meine Frau hatte dazu nichts anderes zu bemerken als:»Euer Vater ist ein Geizhals.« Dabei kosten Strom und Heizung auch Geld. Ich sehe es nicht ein, dass alle Lichter brennen sollen, wenn niemand im Haus ist. Ich finde, dass meine Frau mir gegenüber sehr ungerecht ist. Das bringt mich manchmal zur Weißglut (Kontakt, Höflichkeit, Sparsamkeit, Gerechtigkeit).

▶ 13.30 Uhr– 14.00 Uhr   Kurze Pause auf meinem Zimmer; meine Frau übernimmt während der Mittagspause evtl. Telefongespräche, wofür sie von meiner Firma eine Vergütung erhält (Zeit, Leistung, Sparsamkeit).

▶ 14.00 Uhr   Ich fahre wieder ins Büro (Pünktlichkeit, Leistung).

▶ 17.30 Uhr   Nach Büroschluss fahre ich ins Hallenbad, um mich ein wenig abzureagieren. Schon wieder das gleiche Theater wie am Mittag! (Leistung, bezogen auf den Körper).

▶ 18.45 Uhr   Ich komme nach Hause, der Abendtisch ist noch nicht gedeckt; zum Essen habe ich mir etwas eingekauft und bitte meine Frau, mir dies zu richten (Pünktlichkeit, Geduld, Zeit, Vertrauen, Kontakt).

▶ 19.00 Uhr   Abendessen mit meiner Frau und Wolfgang, gemeinsames Tischabräumen, Wolfgang wird zu Bett gebracht; wenn er im Bett liegt, bete ich mit ihm und wünsche ihm gute Nacht (Kontakt, Höflichkeit, Ordnung, Religion/Glaube).

▶ 20.00 Uhr   Tagesschau im Fernsehen, meine Frau sitzt auch vor dem Fernseher mit dem Hund, der sehr geräuschempfindlich ist und beim Gongschlag oder bei der Wetterkarte aufjault und bellt. Früher regte mich das auf, heute schlucke ich es hinunter, aber das tut meinem Zucker nicht gut. Manchmal packt meine Frau den Hund rechtzeitig und verlässt mit ihm das Zimmer, bevor er anfängt, sich aufzuführen. Meist sitze ich dann allein vor dem Fernseher, meine Frau werkelt irgendwo draußen herum oder sitzt vor dem anderen Fernseher im oberen Stockwerk. Den hat sie ohne mein Wissen meinem Sohn Christoph gekauft, obwohl sie weiß, dass wir für solche Extras kein Geld übrig haben (Kontakt, Geduld, Höflichkeit, Leistung, Sparsamkeit).

▶ 22.00 Uhr   Ich bin todmüde, schlafe zuweilen vor dem Fernseher ein und gehe ins Bett. Wenn ich meine Frau noch sehe, sage ich ihr »Gute Nacht« und ziehe mich zurück (Zeit, Kontakt, Höflichkeit). Meine beiden großen Kinder sehe ich tagsüber kaum und selten auch abends, da sie ihren Freundeskreis haben und sich bei der angespannten Familiensituation zu Hause nicht wohl fühlen (Leistung, Kontakt, Zweifel).

Wie der Tagesplan, so kann auch der Wochenplan aufgestellt werden; er ist in der Regel großzügiger gestaltet als der Tagesplan und sieht für die einzelnen Tage die Aufgaben und Beschäftigungsbereiche vor, die von uns gefordert werden bzw. die wir selber gerne durchführen wollen.

Sie können nun zu Ihrer eigenen Kontrolle den folgenden Blanko-Wochenplan ausfüllen; er sieht für die einzelnen Tage die Aufgaben und Beschäftigungen vor, die von Ihnen gefordert werden bzw. die Sie selbst gerne wahrnehmen:

Wochenplan-Checkliste

Datum	So	Mo	Die	Mi	Do	Fr	Sa
Gymnastik							
Waschen							
Baden							
Frühstück							
Mittagessen							
Zimmerordnung							
Lesen							
Gitarre							
Zeitung							
Spielen							
Aufgaben							
Fernsehen							
Sporttraining							
Gebet							
Gartenarbeit							
Sauberkeit							
Helfen							
Fröhlichkeit							
Ehrlichkeit							
Tiere versorgen							
Ergänzungen							

*Die einzige Gerechtigkeit im Leben ist, dass jeder
Tag 24 Stunden pro Tag hat.*
Lebensweisheit

Mikrotrauma und Makrotrauma

Wer fragt, der führt.
Positive Psychotherapie

Äußere Ereignisse (»life-events« als »Makrotraumen«) wie z. B. berufliche Veränderung, Umzug, Todesfall usw. und Mikrotraumen (kumulierende Ereignisse wie z. B. Unpünktlichkeit des Partners, Zugverspätung, Unzuverlässigkeit und Ungerechtigkeit eines Mitarbeiters) treffen auf die Persönlichkeit eines Menschen in ihrer körperlichen, psychischen, sozialen und geistigen Dimension. Durch das Aufeinandertreffen äußerer Belastungen und persönlichkeitsbestimmender Fähigkeiten zur Verarbeitung dieser Belastungen entsteht der Aktualkonflikt.

Mikrotraumen, die so genannten Kleinigkeiten

Für den einen kann Unpünktlichkeit beunruhigend wirken und Angst uns Aggression auslösen, für den anderen können übertriebene Pünktlichkeitsforderung, Unhöflichkeit, Unzuverlässigkeit oder Unordnung die gleiche Reaktion auslösen. Treffen in zwischenmenschlichen Beziehungen unterschiedliche Einstellungs- und Verhaltensmuster aufeinander, kann es zu Konflikten kommen, die sich als Mikrotraumen anhäufen und neuralgische Punkte in der Struktur der Persönlichkeit bilden. Vor diesem Hintergrund kann sich eine dauerhafte emotionale Belastung einstellen, die zu psychischen und psychosomatischen Störungen führt und die familiäre Kommunikation einschränkt: »Wenn ich mein Zimmer nicht aufgeräumt hatte, hieß es: ›Ich hab dich nicht mehr lieb.‹ Das jagte mir panische Angst ein. Heute bin ich mehr als pedantisch und gerate dadurch oft in Konflikt mit meinem Mann und den Kindern«, sagte eine 39-jährige Frau, die unter chronischer Verstopfung und unter Schlafstörungen litt. Oder:»Bei uns zu Hause hieß es immer wieder: ›Sei leise, sei still, halt dich zurück, sei brav.‹ Ich bekam das hundertmal am Tag zu hören«, erzählte eine 34-jährige Hausfrau mit Hemmungen, sozialen Ängsten, Kontaktschwierigkeiten und Eheproblemen.

Im ersten Fall sind die Aktualfähigkeiten »Ordnung«, »Vertrauen« und »Kontakt« betroffen, im zweiten werden »Gehorsam« und Höflichkeit thematisiert.

> *Zur Liebe gehört immer, dass man einen*
> *Menschen dort aufsucht wo er ist, und nicht dort, wo*
> *man ihn schon haben möchte.*
>
> A. Kölsch

Aktual- und Grundkonflikt

> *Ein Mensch sagt, und ist stolz darauf, er gehe in seinen Pflichten*
> *auf. Bald aber nicht mehr ganz so munter, geht er in seinen*
> *Pflichten unter.*
>
> Eugen Roth

Das Zusammenwirken von Aktual- und Grundkonflikten wird in der Positiven Psychotherapie folgendermaßen erklärt: Die primären Fähigkeiten als Ausdruck der Liebesfähigkeit und die sekundären Fähigkeiten als Ausdruck der Erkenntnisfähigkeit gewichten die äußeren Ereignisse und besetzen sie vor dem Hintergrund der biologisch-lebensgeschichtlichen Gegebenheiten affektiv.

In allen Kulturen beginnen sich die Aktualfähigkeiten bereits während der Schwangerschaft herauszukristallisieren. Sie sind in allen Lebensabschnitten und -stufen relevant. Auch in den Reaktionen auf die Ereignisse der letzten fünf Jahre spiegeln sie sich als Konzepte wider, die in der gesamten Entwicklung erworben wurden. Im Rahmen der Selbsthilfe und Therapie ist es möglich, nur eine partielle Regression (z. B. in Bezug auf Treue-, Gerechtigkeits- oder Sparsamkeitsproblematik) herbeizuführen. Oft erübrigt sich bei diesem inhaltlichen Vorgehen eine Umstrukturierung der Persönlichkeit.

> *Wer gut sät, erntet gut.*
> Lebensweisheit

Vier Qualitäten des Lebens: das Balance-Modell

Wenn man etwas haben will, was man noch nie gehabt hat, muss man etwas tun, was man noch nie getan hat.

Positive Psychotherapie

Die vier Formen der Konfliktverarbeitung bieten einen Einstieg in das bisher vertretene Krankheitskonzept. Wenn wir einseitige Formen der Konfliktverarbeitung als eingeschränkten Realitätsbezug ansehen, ermöglicht dieses Modell, den Realitätsbezug zu kontrollieren und zu erweitern.

In der Praxis begegnet man oft bizarren Übertreibungen des Leistungsprinzips, das keinen Platz mehr für andere Lebensbereiche und Bedürfnisse übrig lässt. In diesem Fall muss die Leistungsbereitschaft als Kompensationsmechanismus verstanden werden: Emotionale Defizite (Kontakt) oder die Unfähigkeit, den eigenen Körper lustvoll zu erleben, werden mit der Flucht in die Leistung abgewehrt. Die Betroffenen leiden unter einem übersteigerten Selbstideal (Narzissmus), das das tiefe Gefühl von Unzulänglichkeit verdecken soll. Mangels eines gesunden und sicheren autonomen Wissen um den eigenen Selbstwert sind die Betroffenen auf ständige Bewunderung von außen angewiesen. Die Leistung dient dann allein der Selbstbestätigung, und zwar der Bestätigung eines falschen Selbst. Sie hat den Stellenwert einer Lebensberechtigung und ist der scheinbar einzige Lebenssinn.

Die Überbetonung des Leistungsprinzips ist ein relevanter Faktor bei vielen psychosomatischen Erkrankungen. In der Krankheit schlägt die übertriebene Leistungsbereitschaft nicht selten in einen Verlust der Leistungsfähigkeit um. Dadurch bricht das labile Selbstsystem zusammen, depressive Reaktionen sind oft die Folge. Andererseits ist die Krankheit meist die letzte Möglichkeit des Organismus, sich gegen Überforderungen zu wehren und das innere Gleichgewicht der physiologischen Körperfunktionen zu verteidigen.

Wichtig ist es darum, sich vor Augen zu führen, wie viel Lebensenergie dem Leistungsbereich im Verhältnis zu den anderen Lebensbereichen zufließt (siehe Schema Seite 124).

Wenn bei ihnen eine starke Überbetonung der Leistung vorhanden ist, tragen Sie hinter diesem Begriff +++ ein. Ein + bedeutet eine ausgewogene, positive Besetzung dieses Bereichs. Defizitäre Bereiche werden entsprechend mit – – – gekennzeichnet. Offensichtliche Konflikte in den 4 Bereichen können mit einem Blitzzeichen veranschaulicht werden. Ein solches Bild verdeutlicht sehr einfach und klar Ihre aktuelle Lebenssituation. Es bringt damit eine erste sichtbare Ordnung in das oft verwirrende Chaos widerstreitender Gedanken und Gefühle.

Beispielsweise wenn ein leitender Angestellter mit Herzrhythmusstörungen, Diabetes mellitus und sexuellen Problemen r, der in der Woche 60 Stunden arbeitet, keine Zeit für Sport, Hobbys und Treffen mit Freunden hat, seine Frau und seine zwei Kinder nur wenige Stunden in der Woche sieht, deshalb oft Vorwürfe von Seiten seiner Frau ausgesetzt ist und in der Angst lebt, wegen firmeninterner Umstrukturierung entlassen zu werden, zeichnet man folgendes Bild:

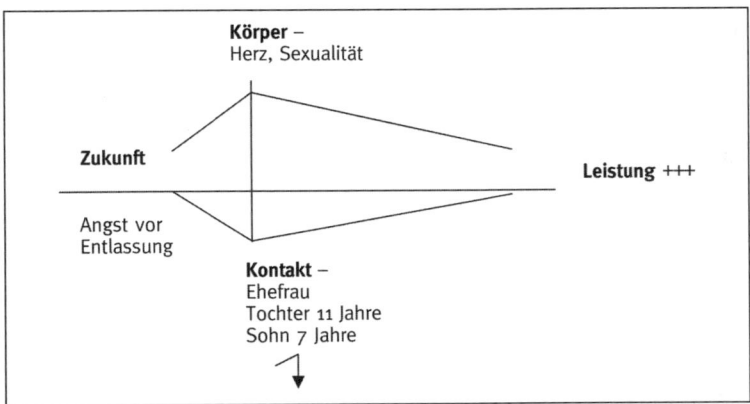

Eine solche Übersicht macht die Unausgewogenheit der aktuellen Lebensorganisation des betreffenden Menschen deutlich. Die Krankheit erscheint plötzlich als logische Folge der ungleichen Energieverteilung. An dem Schaubild kann man mühelos die Bereiche ablesen, an denen gearbeitet werden muss. Dabei ist es vorteilhaft, wenn nicht der Arzt Vorschläge zu Verhaltens-

korrekturen macht, sondern er den Betroffenen selbst fragt, was er am dringendsten ändern will. Häufig ist der Ansatz zu sinnvollen Veränderungen bereits beim Betroffenen selbst vorhanden, wenn er z. B. sagt:»Eigentlich will ich ja schon seit Jahren in Kur gehen. Aber ich kann es mir nicht leisten, so lange der Firma fernzubleiben.«
Tragen Sie nun selbst die für Sie selbst zutreffenden Merkmale und die positive oder negative Besetzung der einzelnen Bereiche in die Raute ein:

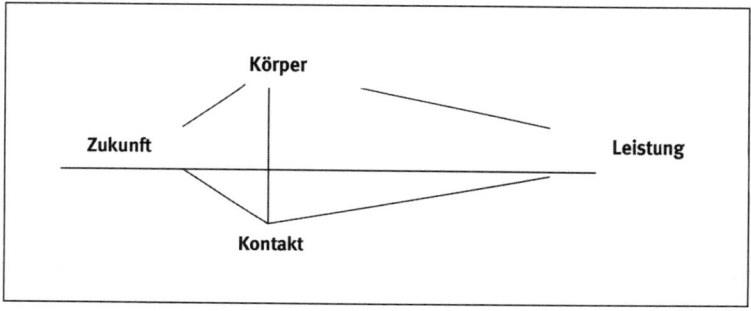

Was man besonders gerne tut,
ist selten ganz besonders gut!

Wilhelm Busch

Reise in die Vergangenheit: Grundkonflikt

Jeder ist seines Glückes Schmied, falls er nicht Angst hat, ein heißes Eisen anzupacken.

G. Uhlenbruck

Die im Folgenden angeführten vier Vorbilddimensionen beziehen sich auf die Lebensgeschichte der Familie und dienen als Leitlinie bei der Reise in die Vergangenheit.

Aktuelle und frühe Beziehungen, Vorbilder

Die aktuellen und sozialen Beziehungen eines Menschen stehen in engem Zusammenhang mit der Erfahrung, die er im Lauf seiner Lebensgeschichte mit seiner Herkunftsfamilie, mit Lehrern, geistlichen und staatlichen Repräsentanten, Mitschülern, Liebespartnern, Kollegen usw. gemacht hat. Die Positive Psychotherapie des sozialen Umfelds setzt sich deshalb sowohl mit den aktuellen als auch mit den frühen Beziehungen des Betroffenen auseinander.

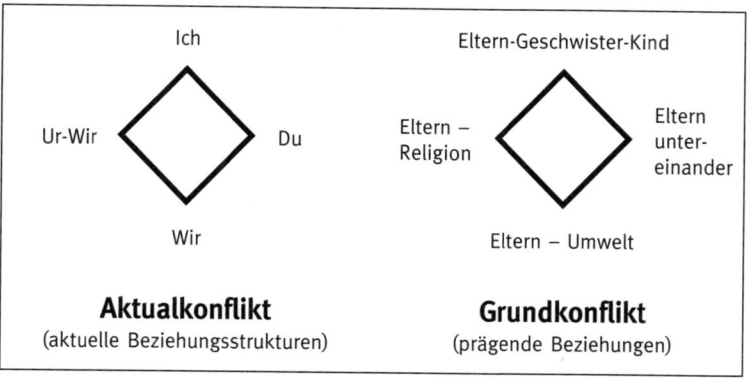

Untersuchung der Vorbilddimensionen

Die ersten Erfahrungen, die ein Kind in einer durchschnittlichen Umgebung mit seinen Eltern macht, sind liebevolle Zuwendung, Zärtlichkeit, Wärme, Ernährung und Pflege. Diese Erfahrungen bilden die Grundlage für die Entwicklung der natürlichen Liebesfähigkeit. Man unterscheidet vier **Vorbilddimensionen der Liebesfähigkeit:**

- Beziehung der Eltern zum Patienten in dessen Kindheit
- Beziehung der Eltern untereinander
- Beziehung der Eltern zum weiteren sozialen Umfeld (Großfamilie, Freunde, Gesellschaft)
- Beziehung der Eltern zu Gott, Religion, Weltanschauung und zum Transzendenten.

Die vier Vorbilddimensionen der Liebesfähigkeit haben entscheidenden Einfluss darauf, welche Beziehung der Patient zu sich selbst (**Ich**), zu seinem Partner (**Du**), zu anderen Menschen (**Wir**) und zu Gott (**Ur-Wir**) hat.

Wie fragt man nach den Vorbilddimensionen?

Ich/Selbst

- Wie ist die Beziehung zu Ihrer Mutter?
  (Wenn sie nicht mehr lebt, bitte Todesursache angeben)
- Ist die Mutter Vorbild für Sie?
- Wenn ja, in welcher Hinsicht? Wenn nein, warum nicht?
- War die Mutter Vorbild in Ihrer Kindheit? Beschreiben Sie, wie Sie Ihre Mutter in Ihrer Kindheit erlebt haben.
- Hatte die Mutter in Ihrer Kindheit genug Zeit für sie? Wenn nein, warum nicht?
- Hatte sie Geduld mit Ihnen? Wenn nein, warum nicht?
- Wie ist Ihre Beziehung zu Ihrem Vater? (Wenn er nicht mehr lebt, bitte Todesursache angeben)
- Ist der Vater Vorbild für sie?
- Wenn ja, in welcher Hinsicht? Wenn nein, warum nicht?
- War der Vater Vorbild in Ihrer Kindheit? Beschreiben Sie, wie Sie Ihren Vater als Kind erlebt haben.
- Hatte der Vater in Ihrer Kindheit genug Zeit für Sie? Wenn nein, warum nicht?

- Hatte er Geduld mit Ihnen? Wenn nein, warum nicht?
- Was empfanden Sie als ungerecht?

Du

- Wie erleben/erlebten Sie die Ehe Ihrer Eltern?
- Waren die Eltern zärtlich miteinander?
- Haben sich die Eltern oft gestritten? Worum ging es?
- Was empfanden Sie als ungerecht?

Wir

- Hatten Ihre Eltern oft Gäste? Hatten sie Kontakt zu Vereinen, Parteien, zur Kirche usw.?
- Wenn nicht, welche Gründe hatten Ihre Eltern dafür?

Ur-Wir

- Beschäftigten sich Ihre Eltern mit Fragen des Glaubens oder der Transzendenz?
- Beteten Ihre Eltern mit Ihnen?
- Sprachen sie mit Ihnen über das Leben nach dem Tod?
- Kennen Sie die Lebensphilosophie oder Weltanschauung Ihrer Eltern?

Das Konzept der vier Vorbilddimensionen verdeutlicht, dass nicht nur die primären, frühen Beziehungen das zwischenmenschliche Verhalten prägen, sondern auch das Vorbild, das die Eltern und das weitere soziale Umfeld in späteren Lebensabschnitten abgeben. Wenn das elterliche Vorbild hinsichtlich Partnerschaft oder Offenheit gegenüber anderen Menschen untauglich ist, müssen die Betroffenen mühevoll einige Modelle entwickeln. Ein fehlendes Vorbild macht empfänglich für Konflikte und Überforderungen.

Missverständnisse im Alltagsleben
Schlüsselkonflikt: Höflichkeit und Ehrlichkeit

Tiefenschärfe entwickelt man erst dann, wenn man mit beiden Augen sieht. Positive Psychotherapie

Die Ansichten von zwei Menschen sind nie deckungsgleich, und ihre Einschätzung fällt oft unterschiedlich aus.

- Missverständnisse entstehen immer dann, wenn unsere Aussagen und unsere Verhaltensweisen bei anderen nicht so ankommen, wie wir es meinen, und der Partner sich in dem, was er sagt und erwartet, nicht verstanden fühlt. Jeder von uns entwickelt sein persönliches Wertesystem und seine individuellen Konzepte. Darunter versteht man die Art und Weise, wie ein Mensch sich seine Wirklichkeit aufbaut und seine Beziehungen zu sich selbst und zu seinen Mitmenschen gestaltet.
- Missverständnisse sind also Knotenstellen zwischenmenschlicher Konflikte. Über die Missverständnisse kann man auch auf die in einer Familie wirksamen Konzepte schließen.
- Missverständnisse entstehen immer in Beziehungen; deshalb sprechen sie auch die unterschiedlichen Entwicklungs- und Erwartungsstadien der Interaktionen an.
- Darum werden im Folgenden einige Missverständnissen aufgezählt, die in unserer Entwicklung wirksam sind. Lernen Sie zu unterscheiden zwischen:
  Gerechtigkeit und Liebe – Sex
  Sexualität und Liebe
  Glaube, Religion, Kirche
  Mann und Frau
  bestimmtem und bedingtem Schicksal
  Höflichkeit und Ehrlichkeit usw.

An Menschen, die unter psychosomatischen Beschwerden und Stoffwechselerkrankungen wie Diabetes mellitus leiden, kann man den psychosomatischen Schlüsselkonflikt zwischen Höflichkeit, überbetonter Rücksichtnahme und Ehrlichkeit/Offenheit am besten vor Augen führen.

Die eigenen (aggressiven) Bedürfnisse – z. B. nach Erfolg, Entfaltung, Macht – stehen dem Bestreben entgegen, Konflikte zu vermeiden, um die Zuneigung anderer nicht zu gefährden. Diese Menschen können oft ihre Wünsche nicht richtig wahrnehmen, angemessen mitteilen und sozial verträglich durchzusetzen. Die unvermeidliche Frustration und Enttäuschung erzeugt Aggressionen, die erneut unterdrückt werden müssen.

Höflichkeit bedeutet hier Anerkennung der konventionellen Form der zwischenmenschlichen Beziehungen, Vernachlässigung eigener Bedürfnisse und Interessen gegenüber den Bedürfnissen und Interessen der anderen und sozialbezogenen Aggressionshemmungen: »Ich habe Angst, meine Meinung offen zu sagen, weil ich die freundlichen Blicke der anderen nicht missen möchte.«

Ehrlichkeit dagegen bedeutet, sich für eigene Interessen und Bedürfnisse einzusetzen, auch gegen die Interessen anderer. Man beschränkt sich auf kurze Aussagen und Befehle, die sich immer häufiger wiederholen. Man spricht im Telegrammstil, die Kommunikation ist dabei vorwiegend einseitig: »Hast du deine Schulaufgaben gemacht?« – »Warum bist du noch nicht fertig?« – »Deine Unpünktlichkeit geht mir auf die Nerven!« – »Siehst du das nicht ein?« – »Du kannst es gleich sein lassen!« – »Du bist unausstehlich!«

Auf der Seite des Partners finden sich genauso wenige differenzierte sprachliche Äußerungen, dafür aber telegrammstilartige Entgegnungen, wie: »Nein«, »Ja«, »Vielleicht«, »Lass mich doch«. Sie werden aufgrund ihres defensiven Charakters meistens für Trotz gehalten und können wieder Anlass zur Kritik geben, und der Teufelskreis schließt sich. In diesem Fall liegt eine eingeschränkte Kommunikation vor, da eine tatsächliche Auseinandersetzung fehlt.

Kritik, verbunden mit unzureichender Verbalisierung, weist auf gefühlsbetonte, aggressionsbesetzte Haltungen hin. Das Gegenteil davon ist eine Kommunikationsstörung, die man als »Monologisieren« bezeichnet. Hier spricht einer der Bezugspartner beinahe ununterbrochen und lässt dem anderen keine Chance, wirklich zu antworten.

Um die Konfliktlage des Kranken und seine Kommunikations-möglichkeiten zu erfassen, werden seine Erfahrungen und seine Einstellungen gegenüber Höflichkeit und Ehrlichkeit abgetastet und durch konkrete Situationen belegt. In diesem Zusammen-hang zeigen sich drei typische Reaktionsformen, die im Wesent-lichen mit den drei Reaktionstypen übereinstimmen.

● **Der Höfliche**: Aus Rücksicht auf andere hält er mit seiner Meinung zurück:»Das kann ich doch nicht sagen.« Auf der anderen Seite hegt er die Erwartung, dass die anderen ihm seine Wünsche von den Augen ablesen:»Das können die sich doch denken.« Die enttäuschten Erwartungen sammeln sich hinter der Maske der Höflichkeit und äußern sich darin, dass der Höfliche sich zurück-zieht und psychosomatische Beschwerden entwickelt.»Die hätten sich doch denken können, dass ich mich dafür interessiere. Stattdessen denken sie nur an sich; mit solch egoistischen Menschen kann ich nicht zusammenleben.«

● **Der Ehrliche**: Er tut freimütig seine Meinung kund, sagt das, was er denkt, gleichgültig, ob er seinem Partner damit auf die Füße tritt oder nicht:»Ich habe ihm meine Meinung gesagt. Wenn er das nicht verträgt, kann er mir gestohlen bleiben.« Er setzt seine Interessen durch und gilt daher als Egoist. Von seiner Umgebung wird seine Ehrlichkeit unter Umständen sogar geschätzt. Häufiger ist jedoch das Unverständnis der anderen, die sich durch den»Egoismus« brüskiert fühlen. Folge davon können Schuldgefühle sein. In letzter Konsequenz kommt es zu ehrlichem Stolz:»Ich denke gar nicht daran, ein X für ein U zu machen. Was wahr ist, muss wahr bleiben.«

● **Der Wankelmütige**: Er pendelt zwischen Höflichkeit und Ehrlichkeit, zwischen Aggression und Schuldgefühlen:»Es tut mir leid, dass ich so schonungslos mit ihm umgegangen bin. Ich weiß nicht, wie ich es wieder gutmachen kann.« –»Die längste Zeit habe ich nichts gesagt und alles hinuntergeschluckt. Jetzt ist mir aber der Geduldsfaden gerissen, und ich habe ihm unver-blümt gesagt, was ich von ihm denke.« Die Ambivalenz kann sich auf verschiedene Aktualfähigkeiten verteilen:»Wenn meine Frau zu spät kommt, blase ich ihr sofort den Marsch. Aber als ich hörte, dass sie einen Freund hat, brachte ich kein Wort heraus.« Dieses Verhältnis kann sich in der Beziehung zu verschiedenen

Personen unterschiedlich gestalten. »Vor seinem Chef duckt er, aber sie sollten ihn mal zu Hause erleben!«

Um eine Änderung herbeizuführen, muss man also als Erstes das eigene Höflichkeits-/Ehrlichkeitsverhalten möglichst detailliert und situationsgemäß beobachten und darstellen.

Der Unentschlossene

Ein Mensch ist ernstlich zu beklagen,
der nie die Kraft hat, nein zu sagen.
Obwohl er's weiß, bei sich ganz still:
Er will nicht, was man von ihm will.
Nur, dass er Aufschub noch erreicht,
sagt er, er wolle sehn, vielleicht...
Gemahnt nach zweifelsbittern Wochen,
dass er's doch halb und halb versprochen,
verspricht er's, statt es abzuschütteln,
aus lauter Feigheit zu zwei Dritteln,
um endlich ausweglos gestellt,
als ein zur Unzeit tapfrer Held
in Wut und Grobheit sich zu steigern
und das Versprochene zu verweigern.
Der Mensch gilt bald bei jedermann,
als hinterlistiger Grobian –
und ist im Grunde nur zu weich,
um nein zu sagen – aber gleich!

Eugen Roth

Situative Ermutigung und Konflikt-Visualisierung

Liebe lebt in liebenswürdigen Kleinigkeiten. Theodor Fontane

Wenn man in Form eines Briefes an die verschiedenen Organe die Beschwerden aufschreibt, um sich diese besser sichtbar zu machen, eröffnet man sich selbst, der eigenen Familie und dem Therapeuten neue Möglichkeit der Symptomverarbeitung, die als eine Art »Training zur Organvisualisierung« betrachtet werden können

Das folgende Beispiel verdeutlicht, wie ein Brief an den Diabetes aussehen könnte, um sich mit weiteren Stufen von Selbsthilfe und Therapie auseinander zu setzen.

Lieber Diabetes,
mir reicht es. Du quälst mich jetzt schon so lange, und egal, was ich mir einfallen lasse, um dir entgegenzutreten, es interessiert dich einfach nicht. Mittlerweile bin ich so wütend auf dich, weil mir durch die ständige Spinnerei so viel Lebensqualität verloren geht und auch so viel meiner Energie, die ich gerne in etwas anderes investieren möchte.
Ich erinnere mich noch gut an die Zeit, als du zum ersten Mal aufgetreten bist. Ich hatte zu Hause eine Menge Ärger mit meinen Eltern, und dann fingen auch noch die Schwierigkeiten in der Schule an. Ich musste enorme Anstrengungen machen, um das alles auszuhalten und zu bewältigen. Als du dann auch noch aufgetreten bist, war das fast mehr, als das, was ich aushalten konnte. Ich konnte mir nur einigermaßen helfen, indem ich mich öfter mal tagsüber ins Bett legte, um meine Misere zu vergessen.
Es fällt mir sehr schwer, mich in dich hineinzuversetzen und zu überlegen, was du mir eigentlich sagen willst. Vielleicht willst du mir ja zeigen, dass ich entgegen meiner Ansicht doch recht viel aushalten kann. Leider ist es nur so, dass ich mittlerweile das Gefühl habe, anderen Anforderungen gegenüber nicht mehr belastbar zu sein. Vielleicht willst du mich ja auch darauf aufmerksam machen, dass ich nicht den richtigen Lebensstil habe. Aber auch das fällt mir schwer zu glauben,

denn dann müsste ich mit meiner Einschätzung, die eigentlich sonst recht gut ist, vollkommen danebenliegen.

In einem hast du allerdings Recht: Die Probleme in meiner Familie werden immer schlimmer. Ich überprüfe zum hundertsten Mal meine Reaktion und stelle immer wieder fest, dass ich nicht viel daran ändern kann. Du kannst doch nicht jedes Mal, wenn ich einen Fehler mache oder mich ärgere, mich sozusagen bestrafen.

Jetzt merke ich, dass ich schon wieder wütend werde. So kaputt kann ich doch gar nicht sein, dass du mich dermaßen beherrschst. Aber du zeigst mir immer wieder, dass es doch so ist. Das kann und will ich nicht akzeptieren. Deswegen möchte ich dir einen Kompromiss vorschlagen: Obwohl, wenn ich ehrlich bin, möchte ich gar keinen Kompromiss. Ich möchte, dass du verschwindest, auf immer und ewig. Aber ich weiß schon, das ist unrealistisch. Du bist meine Achillesferse, und ich werde mich irgendwie mit dir arrangieren müssen. Ich schlage deshalb vor, du beschränkst dich in deinem Auftreten auf einige wenige Situationen. Alles andere überlasse bitte mir und gib mir die Möglichkeit, mich mit meinen Problemen selbst konstruktiv auseinander zu setzen. Du kannst dich dann in diesen Phasen ausruhen und erholen.

Ich erwarte deine Antwort.«

Schreiben Sie nun bitte selbst einen Brief an Ihren Diabetes mellitus!

Ein solcher Brief – im Zusammenhang mit anderen Beschwerden – besteht aus drei Teilen, die jeweils etwa 10 Zeilen umfassen sollten:

- **Der Kopf:** Alles, was mir zu meinen Beschwerden einfällt, Sorgen und Ratlosigkeit macht.
- **Der Bauch:** Mein Gefühl sagt mir, dass meine Beschwerden nicht als eine Strafe zu sehen oder sinnlos sind, sondern mir etwas sagen wollen, zum Beispiel:

  In der Balance meiner 4 Bereiche stimmt etwas nicht!
  Welche Bereiche sind überbetont?
  Welche Bereiche sind unterbetont?
- **Die Beine:** Hier geht es darum, dass ich etwas auf die Beine bringe, das heißt, handlungsfähiger werde, zum Beispiel:

Ich werde jeden Tag an meinem Tagesablauf arbeiten, das heißt, meinen Ist-Wert und meinen Soll-Wert im Sinne der Aktualfähigkeiten (Pünktlichkeit – Unpünktlichkeit, Ordnung – Unordnung, usw.) überprüfen und gegebenenfalls meine Ziele erweitern nach dem Spruch:

>Man kann auf seinem Standpunkt stehen, aber man sollte nicht darauf sitzen bleiben!«

Seien Sie bitte ehrlich; das heißt:

* Schreiben Sie so, »wie Ihnen der Schnabel gewachsen ist« und wie es Ihrer aktuellen Gefühlslage entspricht.
* Bedenken Sie dabei: Der Brief ist nicht für eine dritte Person gedacht, also können Sie Ihren Gefühlen freien Lauf und »die Sau rauslassen«!

Die medikamentöse Behandlung

Der Diabetes mellitus ist, wie viele andere Krankheiten auch, ein chronisches Leiden. Daher muss der Diabetiker intensiv behandelt und ärztlich und psychologisch betreut werden. Man sollte also nicht erwarten, dass sich der Erfolg sofort einstellt. Ziel der Behandlung ist es, im Rahmen des langen Krankheitsverlaufs für den Betroffenen möglichst viel Lebensqualität zu erhalten

Drei Gesichtspunkte der medikamentösen Behandlung sind:

* Behandlung der Zuckerkrankheit durch Insulin (vgl. S. 157f.).
* Behandlung der Angst- und Depressionszustände mit entsprechendem Antidepressiva, vor allem mit pflanzlichen Mitteln
* Behandlung von Begleitsymptomen (z. B. Verstopfung, Durchfall, Schlafstörungen, Sehstörungen, Schilddrüsenbeschwerden usw.)

Der Diabetiker ist auf Pünktlichkeit und regelmäßige Einnahme seiner Medikamente angewiesen. Vergisst er, die Tabletten einzunehmen oder unterbricht er die medikamentöse Behandlung aus irgend welchen Gründen, treten die Symptome nach kurzer Zeit wieder auf. Darum empfiehlt es sich, dass er sich angewöhnt, die Medikamente unter ärztlicher Kontrolle zu bestimmten festen Zeiten im Tagesablauf einzunehmen. Sehr hilfreich ist es, die Einnahme der Medikamente mit anderen regelmäßigen Tätigkeiten, u. a. mit den Mahlzeiten zu koppeln, zumal manche Mittel dann besser vertragen werden.

Die Anwendung von Entspannungsmethoden

Wer am Ziel seiner Träume ist, wacht auf.

Lebensweisheit

Den folgenden Text zur Progressiven Muskelentspannung nach Jacobson sollten Sie auf Kassette sprechen oder von jemandem sprechen lassen. Das Sprechtempo können Sie selbst ausprobieren, indem Sie gleichzeitig die entsprechenden Übungen ausführen. Spannen Sie so stark an, dass Sie die Spannung der Muskulatur deutlich spüren, jedoch keine Schmerzen verursachen.

• Bitte setzen Sie sich bequem hin; Ihre Hände liegen im Schoß oder auf den Oberschenkeln. Wenn Sie liegen, ruhen die Arme neben ihrem Körper... Die Nebengeräusche werden zunehmend mehr gleichgültig. Sie atmen ruhig und gleichmäßig und entspannen sich, so gut Sie das können...
• Und nun konzentrieren Sie sich auf Ihre Füße und Ihre Beine... Wenn Sie sitzen, heben Sie beide Beine, bis die Knie durchgedrückt sind (im Liegen nur die Knie durchdrücken), und jetzt ziehen Sie die Fußspitzen an Richtung Gesicht... ganz fest anziehen, bewusst die Spannung wahrnehmen,... und jetzt *ent*-spannen Sie Füße und Beine (sie wie einen nassen Sack plumpsen lassen!) und nehmen nun das ganz andere Gefühl in Füßen und Beinen wahr, das *Ent*-spannungsgefühl... (etwa eine halbe Minute Pause).
• Bitte wiederholen Sie die Übung: Heben Sie wieder beide Beine und beide Füße (usw.)...
• Die zweite Übungsfolge beginnt wie die erste: Heben Sie wieder beide Beine, bis die Knie durchgedrückt sind; diesmal drücken Sie jedoch die Fußspitzen vom Gesicht weg, Richtung Boden...

Spüren Sie die andersartige Spannung in Füßen und Beinen... und *ent*-spannen Sie sich... Lassen Sie wieder ganz locker, und genießen Sie das Gefühl der Entspannung...

- Bitte wiederholen Sie die Übung: Heben sie wieder beide Beine...(usw.)

- Nun konzentrieren Sie sich auf Ihre Gesäßmuskeln. Spannen Sie sie fest an und halten Sie die Spannung... Und *ent*-spannen Sie, lassen Sie die Muskeln ganz locker... (etwa eine halbe Minute Pause)... Bitte wiederholen Sie die Übung... (jede Übung wird einmal wiederholt; dies wird im Text jetzt nicht mehr erwähnt.)

- Die Bauchmuskeln spannen Sie dadurch an, dass Sie zunächst die Bauchdecke vorwölben, so dass sie ganz hart wird..., dann die Bauchdecke nach innen einziehen und auf diese Weise anspannen, die Spannung halten..., und noch einmal die Bauchdecke vorwölben... Und jetzt: *ent*-spannen, ganz *ent*-spannen... und das Entspannungsgefühl deutlich wahrnehmen... Vielleicht haben Sie jetzt ein ähnliches Gefühl wie nach einer schönen, sanften Massage.

- Nun konzentrieren Sie sich auf Ihre Rückenmuskulatur (Vorsicht bei Bandscheibenschäden und anderen orthopädischen Problemen; fragen Sie Ihren Arzt!). Machen Sie langsam ein Hohlkreuz, spüren Sie die Spannung im gesamten Rücken... und *ent*-spannen Sie... Wenn Sie wollen, können Sie das Entspannungsgefühl nicht nur wahrnehmen, sondern auch ein wenig genießen.

- Jetzt geht es um die Anspannung der Brustkorbmuskulatur. Ausnahmsweise dürfen Sie jetzt einmal nach Herzenslust falsch (nämlich nur in den Brustkorb) einatmen (durch die Nase). Halten Sie jetzt den Atem an und spüren Sie die Spannung. Und nun *ent*-spannen Sie sich wieder: Sie lassen den Atem ausfließen, der Atem fließt nun wieder ruhig und gleichmäßig, ohne dass Sie darauf achten.

- Sie konzentrieren sich jetzt auf Ihre Schultern. Spannen Sie sie dadurch an, dass Sie sie ganz hochziehen, bis der Kopf fast zwischen den Schultern liegt. Jetzt biegen Sie die Schultern nach vorn... und dann nach hinten; machen Sie sich das Spannungsgefühl ganz bewusst... und *ent*-spannen Sie wieder.

Sie haben die Muskeln ganz losgelassen und können wieder das wohltuende Gefühl von Entspannung genießen.

- Jetzt geht es um die Hals- und Nackenmuskulatur. (Die folgende Übung machen Sie bitte *nur im Zeitlupentempo*; Achtung: bei orthopädischen Problemen den Arzt fragen!). Legen Sie Ihren Kopf langsam nach hinten in den Nacken, drehen sie ihn nun langsam kreisrund nach rechts ab, so dass das rechte Ohr fast auf die rechte Schulter zu liegen kommt; und nun weiter nach vorne, bis das Kinn auf die Brust gepresst ist... und weiter über das linke Ohr... und weiter kreisrund nach hinten, bis Sie am Ausgangspunkt angekommen sind. Und nun in der Gegenrichtung kreisrund langsam zurück über das linke Ohr... und über das Kinn... und über das rechte Ohr... bis zum Ausgangspunkt... Und jetzt: *ent*-spannen, ganz *ent*-spannen und lockerlassen. Im Sitzen ist der Kopf wieder in eine bequeme und entspannte Lage eingependelt, im Liegen ruht er locker auf der Unterlage.

- Nun spannen Sie jeden Gesichtsmuskeln an, so gut Sie das können: beißen Sie die Zähne fest aufeinander, kneifen Sie die Augen zusammen und spannen Sie die Kopfhaut an... Und *ent*-spannen Sie, lassen Sie die Kopfhaut wieder locker werden, auch die kleinen Muskeln um den Mund und um die Augen. Die Zunge liegt ganz locker im Mund, der Kiefer ist ganz entspannt.

- Konzentrieren Sie sich jetzt auf Ihre Arme. Strecken Sie sie weit nach vorne vor, als ob Sie vorne etwas berühren wollten – Sie spüren die Spannung bis in die Schultern hinein –, spreizen Sie die Finger und biegen Sie die Handrücken voneinander weg; strecken, spreizen, biegen... Und *ent*-spannen; lassen Sie die Arme ganz locker fallen, einfach fallen lassen...; spüren Sie das Entspannungsgefühl...

- Auch die letzte Übungsfolge bezieht sich auf die Arme. Ballen Sie beide Hände zu Fäusten, winkeln sie die Arme langsam im Ellbogengelenk an, pressen Sie die geballten Fäuste fest gegen den oberen Brustkorb, spüren Sie die Spannung bis in die Schultern hinein... und *ent*-spannen Sie, lassen Sie die Arme los...; die Arme liegen jetzt wieder ganz locker da, achten Sie auf das Entspannungsgefühl.... (auch diese letzte Übung wie alle vorhergehenden wiederholen).

137

- Und jetzt, nach dieser letzten körperlichen Übung, können Sie für eine Weile im Zustand der körperlichen Entspannung bleiben und ihn genießen...
- Wir beenden jetzt allmählich die Übung. Lassen Sie Ihre Augen noch geschlossen, bis ich von 1 bis 5 gezählt habe. Bei jeder Zahl atmen Sie tief ein und wieder aus, bei 5 öffnen Sie die Augen, recken und dehnen sich – und dann sind Sie wieder frisch, munter und hellwach, voll in Ihr Tagesbewusstsein zurückgekehrt...
- Ich beginne jetzt zu zählen: 1... 2... 3... 4... 5... Augen auf! Sie sind frisch, munter und hellwach, voll in Ihr Tagesbewusstsein zurückgekehrt, voll aktiv. Rudern Sie bitte jetzt ein paar Mal fest mit den Armen... (und wenn Sie gelegen haben: richten Sie langsam den Oberkörper auf und setzen Sie die Beine auf den Boden); nun noch einmal fest mit den Armen rudern..., dann langsam aufstehen und im Zimmer hin und her gehen. Bewegen Sie sich kräftig.... die Übung ist zu Ende.

Das Leben kann nur in der Schau nach rückwärts verstanden werden, es kann aber nur in der Schau nach vorwärts gelebt werden.

Lebensweisheit

Intervalltraining

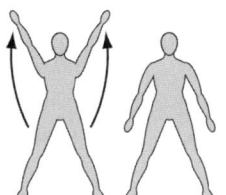 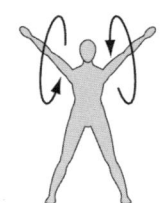 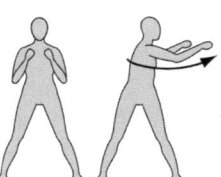

1 Tief einatmen, dabei Schultern und Arme seitlich hochheben; ausatmen, dabei Schultern und Arme fallen lassen (20-mal). Diese Übung können Sie bei Bedarf nach jeder der folgenden Übungen drei- bis fünfmal einfügen!

2 Lassen Sie die Arme nach vorn kreisen (20-mal), anschließend nach hinten (20-mal). Auf festen Stand achten!

3 Nehmen Sie die Boxer-Stellung ein (Fäuste in Brusthöhe vor dem Körper), wobei die Knie durchgedrückt bleiben. Drehen Sie den Oberkörper aus der Hüfte und boxen Sie abwechselnd links und rechts in Schulterhöhe nach hinten (20-mal). Schwungvoll bleiben!

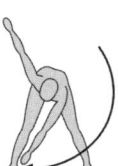 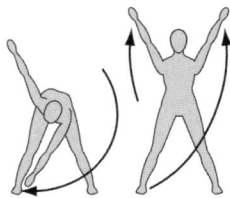 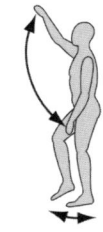

4 Bei breitbeiniger Grundhaltung und durchgedrückten Knien beugen Sie sich nach vorn und berühren abwechselnd mit der rechten Hand die linke, mit der linken Hand die rechte Fußspitze (20-mal). Gebeugte Stellung beibehalten!

5 Wie Übung 4, aber nach jeder Berührung der Fußspitze den Oberkörper aufrichten, die Arme nach oben strecken und den Oberkörper kräftig recken (20-mal).

7 Laufen Sie in gestreckter Haltung auf der Stelle, indem Sie Beine und Füße leicht vor- und zurückbewegen. Die Arme bewegen sich dabei abwechselnd nach vorn (oben) und wieder nach unten, wobei Sie mit der Handfläche die Oberschenkel berühren. Benutzen Sie zu dieser Übung schnelle Rhythmen!

Erläuterung zu 7:
Beginnen Sie zweimal täglich, morgens und abends, mit 80 Schritten. Steigern Sie die Schrittzahl jeden Tag um 10, bis Sie morgens 500 und abends 250 Laufschritte erreicht haben. Wenn es Ihnen notwendig erscheint, können Sie morgens nach 250 Laufschritten eine Minute Pause einlegen, dabei nach eigenem Wohlbefinden ein- und ausatmen und dann weiterlaufen.

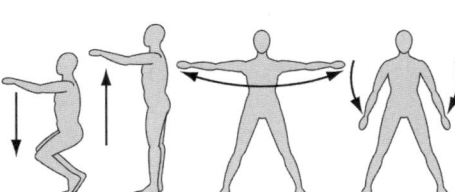

6 Die Arme gerade nach vorn strecken und dabei zählen: (1) in die Hocke, (2) aufrichten, (3) Arme waagerecht zur Seite strecken, (4) Arme wieder an den Körper legen (20-mal).

8 Nach diesem Training erfolgt eine aktive Erholung. Gehen Sie, die Arme leicht hin- und herschlenkernd, zwei bis drei Minuten herum. Atmen Sie die Luft durch den Mund hörbar aus. Dabei sollten Sie wieder ruhige Musik spielen lassen.

Energiereserven: Woher die Kraft nehmen?

Wenn wir immer das tun, was wir können, dann bleiben wir so, wie wir sind.

Positive Psychotherapie

Wir wissen nicht, wie viel Energie einem Menschen tatsächlich zur Verfügung steht. Mitunter erlebt man, dass man plötzlich keine Energie mehr hat oder ungeahnte Energiereserven mobilisieren kann.

Stellen Sie sich folgende Situation vor: Frau Ute S. klagt:»Ich habe keine Kraft mehr. Wie soll ich das schaffen?« Von ihrer Situation aus gesehen hatte sie mit ihrer Frage Recht: Zum fraglichen Zeitpunkt hatte sie tatsächlich kaum noch Energiereserven. Die Beschreibung des Tagesablaufs und das Gespräch darüber zeigte: Abends, meist über zwei Stunden lang, lag Frau Ute S. auf ihrer Couch, hörte sich nostalgische Musik an oder ging unruhig hin und her und machte sich Gedanken über alles, was sie falsch gemacht hatte, über die Ausweglosigkeit ihrer Situation und darüber, wie schön es wäre, wenn ihr Mann einen anderen Beruf hätte und rechtzeitig nach Hause käme.

Dies war zweifelsfrei ein Energieaufwand ohne Zielsetzung, das heißt, Frau Ute S. hätte Zeit und Energie genug, wenn sie in der Lage wäre, den Energieaufwand ohne Ziel in einen Energieaufwand mit Ziel umzuwandeln. Der Betroffene kann eine derartige Umwandlung selbst einleiten: Er gibt an, wie viel seiner Energie und Zeit in Prozenten er für einzelne Bereiche aufwendet.

Folgende Bereiche sind zu berücksichtigen: Energie und Zeit, die man für sich selbst aufwendet (Körperpflege, eigene Interessen, Sport, Schlaf, Bücher lesen usw.), für den Partner (gemeinsame Gespräche, Kritik am Partner, gemeinsame Unternehmungen, Zärtlichkeit, Sexualität, Liebe, gemeinsame Interessen); für die Mitmenschen (für den Beruf, berufliche Kontakte, Geselligkeit, Beziehung zu Verwandten und Bekannten, Weiterbildung usw.); für das Ur-Wir (Gedanken an die Zukunft, Beschäftigung mit weltanschaulichen religiösen Inhalten, mit dem Sinn des Lebens). Die Anteile werden in folgender Weise dargestellt:

Ich		Ich/Wir
• Eigene Interessen		• Berufliche Interessen

Du	**Energie**	Wir
• Partner,	**und**	• Mitmenschen,
• Kinder,	**Zeitaufwand**	• Geselligkeit,
• Freund/Freundin		• Gesellschaft

Du/Wir		Ur-Wir
• Eltern,		• Zukunft,
• Geschwister		• Weltanschauung,
		• Religion

Energieplan

Für jeden dieser Bereiche schätzt jeder sein Engagement, den aufgebrachten Energie- und Zeitaufwand. Der Gesamtenergieaufwand beträgt 100 %. Nachstehend finden Sie ein Beispiel für die Energieeinschätzung einer Patientin:

Frau Ute S. schätzt ihren Energieplan folgendermaßen ein: »Fast alles, was ich tue, bezieht sich auf meinen Mann oder meine Kinder. Rein gefühlsmäßig würde ich sagen, dass 60 % meiner Energie sich auf sie richten. Beruflich bin ich eigentlich nur noch im Haushalt tätig. Das beansprucht etwa 20 % meiner Energie. Für meine Mutter muss ich jetzt noch mehr da sein als vor dem Tod meines Vaters, dafür wende ich viel Energie auf, etwa 10 %. Ich habe zwar einige Freundinnen und Bekannte, aber nur wenig Kontakt mit ihnen, also etwa 5 %. Mit Religion habe ich eigentlich überhaupt nichts im Sinn. Politik und Weltanschauung interessieren mich eigentlich recht wenig (1 %). Für mich bleiben dann noch 4 % übrig.«
Da die hausfrauliche Tätigkeit wiederum zum wesentlichen Teil mit der Familie von Frau Ute S. zu tun hat, könnte dieser Pro-

zentanteil dem »Du« zugerechnet werden, das damit 80 % der geschätzten Gesamtenergie erfordert.

> *Wer mit der Seele nicht dabei ist, hat keinen Beruf,*
> *sondern nur eine Beschäftigung.*
>
> Charles Tschaff

Taschenkalender für den Patienten und seine Familie

> *Gibst du jemanden einen Fisch, nährt er sich nur einmal,*
> *lehrst du ihn das Fischen, nährt er sich für immer.*
>
> Orientalische Lebensweisheit

Im Verlauf der Therapie spielen die 4 Konfliktreaktionsbereiche Körper/Sinne, Leistung/Beruf, Kontakt und Phantasie und die Aktualfähigkeiten eine wichtige Rolle. Lernt der Patient, durch genaue Beobachtung »positive Anteile« und »allergische Punkte« seiner Persönlichkeit zu sehen und zu unterscheiden, kann der Therapeut ihn anregen, seine Erkenntnisse im Sinne der Selbsthilfe individuell und familiendynamisch einzusetzen.

Der Beobachtungs- und Trainingskalender ist als Kopiervorlage gedacht; der Patient kann ihn in seine Brieftasche oder in seinen Terminkalender einlegen. Auf der Vorderseite sind 4 Tabellen, auf der Rückseite die Anleitung mit Beispielen abgedruckt. Da der Gebrauch eines solchen Instrumentes ungewohnt ist, sollte der Patient zunächst den Teil I Körper/Sinne mit der Fragestellung »Was habe ich heute für und mit meinem Körper getan (für und mit meinen Sinnen)?« bearbeiten. Manchmal führt schon die Selbstbeobachtung dazu, dass er sein Verhalten in dem einen oder anderen Punkt modifiziert. Ähnlich kann danach mit den anderen Bereichen verfahren werden. Eine ausführliche praktische Anleitung findet sich auf der Rückseite des Kalenders.

> *Niemand weiß, was er kann,*
> *bevor er es versucht.*
>
> Publius Strus

DER PATIENT IN INTERAKTION

AUF DER SUCHE NACH **SINN**

(Nach Dr. med. N. Peseschkian, Begründer der Positiven Psychotherapie, unter Mitarbeit von Diplom-Psychologe H. Deidenbach)

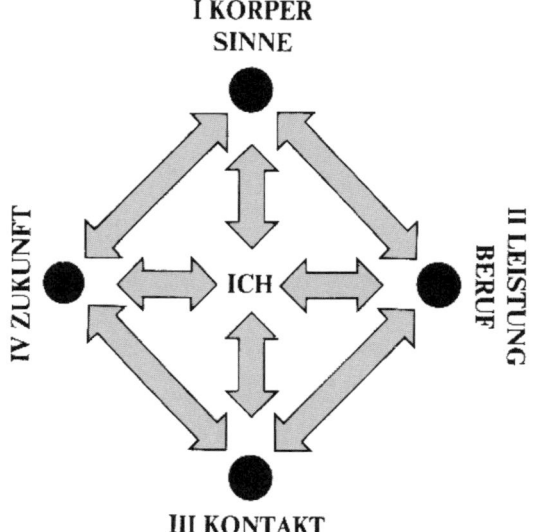

I KÖRPER
SINNE

IV ZUKUNFT

ICH

II LEISTUNG
BERUF

III KONTAKT

BEOBACHTUNGS- UND TRAININGSKALENDER FÜR SEELISCHE GESUNDHEIT

I KÖRPER – SINNE

Tag	1	2	3	4	5	6	7	8	9	10	11	12	13	14
1. Körperpflege														
2. Bewegung														
Sport														
Entspannung														
Atmung														
Wandern														
3. Ernährung														
Quantität														
Qualität														
Zeit														
Kontakt														
Gefühl														
Diät														
Fasten														
Verdauung														
4. Schlaf-Dauer														
Schlaf-Rhythmus														
5. Körperkontakt														
Zärtlichkeit														
6. Sexualität														
7. Schmerz														

Verhalten

+ = „angemessen"   – = „unangemessen"

☐ = nicht vorgekommen

II LEISTUNG – BERUF

Chef, Mitarbeiter, Kollegen, Verwaltung, Haushalt

Tag	1	2	3	4	5	6	7	8	9	10	11	12	13	14
1. Pünktlichkeit														
2. Sauberkeit														
3. Ordnung														
4. Gehorsam														
5. Höflichkeit														
6. Ehrlichkeit/ Offenheit														
7. Fleiß – Leistung														
8. Sparsamkeit														
9. Zuverlässigkeit														
10. Genauigkeit														
11. Geduld														
12. Zeit														
13. Kontakt														
14. Vertrauen														
15. Hoffnung														
16. Glaube–Religion														

Verhalten

+ = „angemessen"   – = „unangemessen"

☐ = nicht vorgekommen

III KONTAKT

Partner, Kinder, Eltern, Verwandte, Freunde, Bekannte

Tag	1	2	3	4	5	6	7	8	9	10	11	12	13	14
1. Pünktlichkeit														
2. Sauberkeit														
3. Ordnung														
4. Höflichkeit														
5. Ehrlichkeit/ Offenheit														
6. Fleiß – Leistung														
7. Gehorsam														
8. Sparsamkeit														
9. Zuverlässigkeit														
10. Treue														
11. Geduld														
12. Zeit														
13. Kontakt														
14. Vertrauen														
15. Hoffnung														
16. Zärtlichkeit														
17. Liebe														
18. Sexualität														
19. Glaube–Religion														

Verhalten

[+] = „angemessen"   [–] = „unangemessen"

[ ] = nicht vorgekommen

IV ZUKUNFT

Weltanschauung, Religion, Lebensphilosophie

Tag	1	2	3	4	5	6	7	8	9	10	11	12	13	14
1. Phantasie														
2. Träume														
3. Musik														
4. Malerei														
5. Plastik														
6. Literatur														
7. Religion														
8. Sinn d. Lebens														
9. Gesundheit														
10. Krankheit														
11. Tod														
12. Leben nach dem Tod														
13. Umwelt														
14. Pflanzen														
15. Tiere														
16. Menschen														
17. Politik														
18. Weltfrieden														
19. Einheit der Menschheit														

Verhalten

[+] = „angemessen"   [–] = „unangemessen"

[ ] = nicht vorgekommen

Techniken der »Verbalisierung«

*Wenn du spielen musst, lege die Dinge fest: die Spielregeln,
den Einsatz und wann Schluss ist.*

Positive Psychotherapie

Die »Verbalisierung« umfasst:
Konflikt – Konzept – Gegenkonzept
Höflichkeits-/Ehrlichkeitstraining
Zur Erläuterung dieser Techniken wird im Folgenden ein Beispiel aus einer Gruppensitzung angeführt (Patientin mit psychosomatischen und Stoffwechselbeschwerden wie Diabetes mellitus):

Frau N. Eigentlich erzähle ich das nicht gerne. Es bringt mich so in Erregung. Aber sei's drum. Mein Mann und ich hatten uns vor ein paar Tagen gestritten. Es ging darum, dass meine Schwiegermutter zu Besuch kommen sollte. Mein Sohn Gerd hat das alles mitbekommen und prompt alles der Großmutter brühwarm erzählt. Die Stimmung war mehr als eisig. Kaum war meine Schwiegermutter weg, habe ich Gerd einige Ohrfeigen gegeben und ihn angeschrieen:»Mensch bist du verrückt geworden? Bist du auf den Kopf gefallen? Das geht doch die anderen nichts an...!«

Frau B.: Der arme Junge. Schließlich bist du doch selbst daran schuld, warum streitet ihr euch vor dem Kind. Ich hätte nichts gesagt. Ich hätte mich vielmehr an der Nase gezogen, weil ich selbst daran schuld gewesen wäre.

Frau F.: Jetzt spiel doch nicht die Märtyrerin. Kinder kann man doch nicht alles durchgehen lassen. Du weißt doch ganz genau, wie viel Schwierigkeiten N. mit ihrer Schwiegermutter hat.

Frau H. (hatte sich bisher zurückgehalten): Betrachtet das doch etwas sachlicher. Ich hätte den Jungen gefragt, wie kommst du dazu, das, was du zu Hause hörst, den anderen Leuten zu sagen?

Die Gruppe behandelte dieses Thema mit größtem Engagement. Aus den verschiedenen Meinungen kristallisierte sich ein Gegenkonzept heraus, das die Zustimmung aller Gruppenmitglieder fand: Was zu Hause gekocht wird, wird zu Hause gegessen! Diese Aussage wäre nach übereinstimmender Ansicht der Gruppe, der sich auch Frau N. anschloss, dem Jungen eher verständlich gewesen. Es hätte als Gegenkonzept gegenüber seinem eigenen Konzept: »Man muss immer ehrlich sein« und »Oma freut sich, wenn ich zu ihr ehrlich bin und Vertrauen habe« eine weitere Differenzierung seines sozialen Verhaltens erleichtert. Schimpfen oder Prügel haben zwar auch dieses Gegenkonzept (das Konzept der Mutter) zum Inhalt, doch sie sind für das Kind nicht immer verständlich; es weiß nicht, worauf sie sich beziehen. Umgekehrt kann sich der Hinweis auf die Ehrlichkeit und Höflichkeit des Kindes zum Gegenkonzept für die Mutter entwickeln.

Konzepte meines Lebens

Konflikt	Konzept	Gegenkonzept
»Oma, Mama und Papa haben sich wegen dir ganz schön gestritten. Mama hat gesagt, du sollst bleiben, wo du bist, ich bin aber froh, dass du da bist.« (11-jähriger Schüler)	»Mensch, bist du verrückt geworden? Bist du auf den Kopf gefallen? Das geht doch die andern gar nichts an!« »Ich hätte nichts gesagt. Ich hätte mich selbst an der Nase gezogen, weil ich selbst daran schuld gewesen wäre.«	Für den Jungen: »Was zu Hause gekocht wird, wird zu Hause gegessen.« Für die Mutter: Ehrlichkeit/Höflichkeit. Soll man Ehrlichkeit bestrafen? Das, was mit der Schwiegermutter zu tun hat, soll man mit der Schwiegermutter selbst bereden.
	»Man kann doch nicht alles durchgehen lassen.« »Wie kamst du dazu, das vor anderen Leuten zu fragen?«	

Beschreiben Sie nun nach diesem Muster eigene Konflikte, notieren Sie mögliche Konzepte und entwickeln Sie dann Gegenkonzepte dazu unter der Überschrift »Konzepte meines Lebens«.

Jede ausweglose Situation hat mindestens drei Auswege.

Lebensweisheit

Und nun nehmen Sie folgende Geschichte mit auf den Weg:

Der Prophet und die langen Löffel

Ein Rechtgläubiger kam zum Propheten Elias. Ihn bewegte die Frage nach Himmel und Hölle, wollte er doch seinen Lebensweg danach gestalten. »*Wo ist die Hölle – wo ist der Himmel?*« *Mit diesen Worten näherte er sich dem Propheten, doch Elias antwortete nicht. Er nahm den Fragesteller an die Hand und führte ihn durch dunkle Gassen in einen Palast. Durch ein Eisenportal betraten sie einen großen Saal. Dort drängten sich viele Menschen, arme und reiche, in Lumpen gehüllte und mit Edelstein geschmückte. In der Mitte des Saals stand auf offenem Feuer ein großer Topf voll brodelnder Suppe, die im Orient Asch heißt. Der Eintopf verbreitete einen angenehmen Duft im Raum. Um den Topf herum drängten sich hohlwangige, tiefäugige Menschen, von denen jeder versuchte, sich seinen Teil der Suppe zu sichern. Der Begleiter des Propheten Elias staunte, denn die Löffel, wovon jeder dieser Menschen einen trug, waren so groß wie sie selbst. Nur ganz hinten hatte der Stiel des Löffels einen hölzernen Griff. Der übrige Löffel, dessen Inhalt einen Menschen hätte sättigen können, war aus Eisen und durch die Suppe glühend heiß. Gierig stocherten die Hungrigen im Eintopf herum. Jeder wollte seinen Teil, doch keiner bekam ihn. Mit Mühe hoben sie den schweren Löffel aus der Suppe, da dieser aber zu lang war, bekam ihn auch der Stärkste nicht in den Mund. Gar zu Vorwitzige verbrannten sich Arme und Gesicht oder schütteten in ihrem gierigen Eifer die Suppe ihren Nachbarn über die Schultern. Schimpfend gingen sie aufeinander los und schlugen sich mit denselben Löffeln, mit deren Hilfe sie ihren Hunger hätten stillen können. Der Prophet Elias fasste seinen Begleiter am Arm und sagte:* »*Das ist die Hölle!*« *Sie verließen den Saal und hörten das höllische Geschrei bald nicht mehr. Nach langer Wanderung durch finstere Gänge traten sie in einen weiteren Saal ein. Auch hier saßen viele Menschen. In der Mitte des Raums brodelte wieder ein Kessel mit Suppe. Jeder der Anwesenden hatte einen jener langen Löffel in der*

Hand, die Elias und sein Begleiter schon in der Hölle gesehen hatten. Aber die Menschen waren hier wohlgenährt, und man hörte in dem Saal nur ein leises, zufriedenes Summen und das Geräusch der eintauchenden Löffel. Jeweils zwei Menschen hatten sich zusammengetan. Einer tauchte den Löffel ein und fütterte den anderen. Wurde einem der Löffel zu schwer, halfen zwei andere mit ihrem Esswerkzeug, so dass jeder doch in Ruhe essen konnte. War der eine gesättigt, kam der nächste an die Reihe. Der Prophet Elias sagte zu seinem Begleiter: »Das ist der Himmel!«

Neue medizinische Aspekte bei Diabetes mellitus

Diabetes mellitus lässt sich zu Recht als »Volkskrankheit« bezeichnen. Weltweit leiden mehr als 100 Millionen Menschen an der Zuckerkrankheit. Bei angemessener Behandlung und durch eine breite Aufklärung de Bevölkerung kann aber die Situation entscheidend verbessert werden. Durch gute Stoffwechseleinstellung und -führung kann der Diabetiker eine bessere Lebensqualität und eine optimale Lebenserwartung erzielen. Dies betrifft zum einen den Blutzuckerspiegel, zum anderen die bei Diabetikern häufig vorliegenden Fettstoffwechselstörungen. Bei rechtzeitiger Früherkennung, Einstellung des Blutdrucks, guter Behandlung, regelmäßiger Selbstkontrolle und Nutzung der Techniken der Positiven Psychotherapie wird auch eine Senkung der diabetischen Folgeerscheinungen (z. B. Erblindungen, diabetisches Fußsyndrom), der Dialysefälle und Amputationen erreicht.

Welche Formen und Ursachen des Diabetes mellitus sind bekannt?

Typ-1-Diabetes

Mögliche Ursache des Typ-1-Diabetes ist das Zusammenwirken von Erbfaktoren, Virusinfekten und so genannten Autoimmunerkrankungen. Bei entsprechender genetischer Veranlagung kann er durch eine Virusinfektion – z. B. durch Masern-, Mumps- oder Grippe – ausgelöst werden. Dieser Virusinfekt löst eine so genannte Autoimmunreaktion aus, bei welcher der Körper Antikörper (Abwehrstoffe) gegen körpereigenes Gewebe – in diesem Fall u. a. gegen die Inselzellen – bildet. Im Rahmen der fortschreitenden Erkrankung kommt es schließlich zu einer völligen Zerstörung der insulinbildenden Zellen der Langerhans-Inseln der Bauchspeicheldrüse, Betazellen genannt. Erst wenn ca. 80 % der Betazellen zerstört sind, tritt die Erkrankung zum ersten Mal mit ihren typischen Anzeichen wie quälendem Durst, häufigem Wasserlassen, Gewichtsabnahme und Müdigkeit in Erscheinung. Zwischen Beginn der Erkrankung und Auftreten der Symptome des Diabetes können Wochen, Monate oder sogar auch Jahre vergehen.

Typ-2-Diabetes

Die Ursache des Typ-2-Diabetes mellitus bildet eine angeborene oder erworbene Insulinunempfindlichkeit (Insulinresistenz). Diese Insulinunempfindlichkeit wird durch die in den Industrieländern verbreitete Überernährung mit nachfolgendem Übergewicht verstärkt. Wegen der Insulinunempfindlichkeit muss der Körper mehr Insulin freisetzen, die Bauchspeicheldrüse muss verstärkt arbeiten. Diese Mehrarbeit fuhrt auf lange Sicht zu einer Erschöpfung der Betazellen und bei entsprechender genetischer Veranlagung zum Auftreten des Typ-2-Diabetes mellitus.

Schwangerschaft und Diabetes

Diabetikerinnen haben heute die gleichen Chancen wie Nicht-Diabetikerinnen, ein gesundes Kind zur Welt zu bringen. Es ist jedoch wichtig, dass – gerade in Bezug auf die Stoffwechselführung – bereits vor Eintritt der Schwangerschaft das Bestmögliche erreicht wird. Dies bedeutet, dass bei einer Diabetikerin die Schwangerschaft, wenn möglich, rechtzeitig geplant werden sollte, um sie der Schwangerschaft nicht-diabetischer Frauen anzugleichen.

Diabetikerinnen, die aufgrund einer bereits langjährigen Diabetesdauer schon diabetische Folgeschäden an den Nieren oder den Augen in einem fortgeschrittenen Stadium haben, sollten von einer Schwangerschaft absehen, weil sich diese Folgeschäden in der Schwangerschaft weiter verschlechtern können. Beginnende diabetische Folgeschäden sind jedoch keinesfalls ein Grund, von einer Schwangerschaft abzuraten. Obwohl die Voraussetzungen für eine Schwangerschaft bei der Diabetikerin heute ausgesprochen günstig sind, ist sie immer noch als Risikoschwangerschaft zu betrachten. Der gute Verlauf der Schwangerschaft hängt von der bestmöglichen Betreuung durch den Gynäkologen und den Diabetologen ab, die dafür sorgen müssen, dass die Schwangere besondere Regeln einhält. Eine ausführliche individuelle Ernährungsberatung ist in jedem Fall erforderlich.

Die Beziehung zwischen Diabetes und Nieren

Durch den Diabetes kann eine Schädigung der Nieren auftreten (**diabetische Nephropathie**). Im engeren Sinne gemeint ist die Glomerulosklerose, eine nach längerer Krankheitsdauer auftretende Vernarbung der Kapillarknäuel (Glomeruli) infolge der Ablagerung von Eiweißkörpern in den Wänden der Nierengefäße. Sie ist eine krankhafte Veränderung der kleinen und kleinsten Nierenarterien (**Mikroangiopathie**) und ist eng verbunden mit dem Auftreten von kleinsten Blutungen (Punktblutungen) in die Netzhaut (**diabetische Retinopathie**).

Darüber hinaus gibt es noch andere Nierenerkrankungen bei Diabetes mellitus. Neben der möglichst guten Stoffwechseleinstellung hat sich in den letzten Jahren zunehmend gezeigt, dass die Einstellung auf einen normal-niedrigen Blutdruck erheblichen Einfluss auf den Verlauf des Nierenleidens hat. Wichtig ist, dass in diesem Prozess so früh wie möglich eingegriffen werden muss. Der Diabetes mellitus stellt heute keine Kontraindikation mehr zur Nierentransplantation dar, im Gegenteil, der Effekt einer erfolgreichen Nierentransplantation auf andere, bereits vorhandene Folgeschäden (z. B. Netzhauterkrankungen, Störungen des vegetativen Nervensystems, periphere Durchblutungsstörungen) ist ausgesprochen günstig.

Die Beziehung zwischen Diabetes und Neurologie

»Diabetische Polyneuropathien« ist der Oberbegriff für ein buntes Bild diabetischer Nervenschädigungen. Prinzipiell kann jedes Bauelement des Nervensystems betroffen sein. Am häufigsten ist die symmetrische Form der Polyneuropathie, sie kommt in jedem Alter und nur bedingt abhängig von der Diabetesdauer vor. Die subjektiven Beschwerden beginnen symmetrisch, meist an den Füßen und sockenförmig an den Unterschenkeln. Anfangssymptome sind »Kribbeln«, »Ameisenlaufen«, »Pelzgefühl« und Nervenschmerzen. Letzterer ist ein Ruheschmerz. Er tritt verstärkt abends und nachts auf. Die Patienten geben typische Schilderungen wie:

- »Sobald ich im Bett liege, geht es los mit Schmerzen und Brennen.« (»burning feet«)
- »Wenn ich aufstehe und herumgehe, wird es besser.«
- »Ich kann die Beine unter der Bettdecke nicht stillhalten.« (»restless legs«)
- »Die Bettdecke auf den Beinen ist mir unerträglich.«

Die Therapie setzt bei einer Verbesserung der diabetischen Stoffwechsellage und einer medikamentösen Beeinflussung des Nervenzellstoffwechsels an. Physikalische Therapie und psychologischsoziale Führung sind sinnvolle unterstützende Maßnahmen.

Diabetisches Fußsyndrom

Zu den regelmäßigen Vorsorgeuntersuchungen bei Diabetikern gehört unbedingt die Untersuchung der Füße, um der Entwicklung eines diabetisches Fußsyndroms frühzeitig entgegenwirken zu können. Diese Maßnahme ist sehr wichtig; leider wird sie häufig vernachlässigt – mit schwerwiegenden Folgen, denn jedes Jahr müssen bis zu 28 000 Fuß-/Beinamputationen in Deutschland bei Diabetikern vorgenommen werden. Nicht nur Amputationen drohen, sondern bei Patienten mit diabetischem Fußsyndrom ist die Sterblichkeit doppelt so hoch wie in der Durchschnittsbevölkerung. Wichtig ist, den Stoffwechsel zu optimieren und die Diabetiker mit geeigneten Schuhen zu versorgen. Hauptrisikofaktoren für das

Entstehen eines diabetischen Fußsyndroms sind eine gleichzeitig vorliegende periphere arterielle Verschlusskrankheit (Arteriosklerose), das Alter des Betroffenen, das Vorliegen einer Empfindung und Bewegungsabläufe betreffenden Störung (diabetische sensomotorische Neuropathie) und Deformitäten des Fußskeletts. Risikofaktoren zweiter Ordnung sind die Dauer des Diabetes, männliches Geschlecht und das Zusammentreffen weiterer diabetischer Folgeschäden, zum Beispiel Netzhaut- oder Nierenerkrankung.

Bei der klinischen Untersuchung ist die Prüfung von Gang- und Standbild, Fußskelett und des Schuhwerks unerlässlich. Neurologische Basisparameter – Sinnesempfindungen, Warm-/Kalt Empfinden, Vibrationsempfinden, Muskeleigenreflexe – können mit Hilfe einfacher Verfahren erhoben werden. Zum erweiterten Diagnostik-Spektrum gehört eine Messung der Nervenleitgeschwindigkeiten. Nach dem Abheilen eines diabetischen Ulkus ist eine regelmäßige Nachsorge unbedingt notwendig. Regelmäßige Kontrollen sollten in mindestens halbjährlichen Abständen erfolgen.

Wichtigstes Ziel ist das Vorbeugen des diabetischen Fußes. Diese setzt eine exakte Schulung des Diabetikers durch den betreuenden Arzt voraus. Jeder Diabetiker sollte folgende Punkte kennen und beachten:
- Bequeme, nicht drückende Schuhe tragen.
- Tägliches Waschen der Füße mit lauwarmem, nicht heißem Wasser.
- Gut abtrocknen, auch zwischen den Zehen.
- Tragen von saugfähigen Strümpfen.
- Nägel in den Ecken nicht zu kurz schneiden.
- Hornhaut nie mit scharfen Instrumenten entfernen.
- Die größte Gefahr für den Fuß des Diabetikers ist der ungenügend ausgebildete Fußpfleger.
- Wärmflaschen und elektrische Heizkissen gehören nicht an die Füße, lieber warme Wollsocken oder Vorwärmen des Bettes.
- Barfußlaufen vermeiden (Verletzungsgefahr).
- Geschmeidighalten der Haut mit Salben.
- Tägliche Inspektion der Füße (Handspiegel).
- Auch kleinste Verletzungen dem Arzt zeigen.
- Regelmäßiges Gehtraining (Spaziergänge).

Wie reagiert das Immunsystem auf Diabetes mellitus?

Erhöhter Zuckergehalt des Blutes (Hyperglykämie) ist die Ursache für die geschwächte Immunabwehr bei Diabetikern. Während einer Grippeepidemie sterben 14 bis 24 % mehr Diabetiker als sonst. Daher sollten gemäß den Empfehlungen der Ständigen Impfkommission (STIKO) am Robert-Koch-Institut in Berlin Diabetiker unbedingt gegen Grippeviren und Erreger der Lungenentzündung (Pneumokokken) geimpft werden. Vor allem für schlecht eingestellte Diabetiker kann eine Infektion besonders gefährlich werden, was mit den erhöhten Blutzuckerwerten zusammenhängt. Das relative Risiko, stationär behandelt werden zu müssen, nimmt während einer Grippeepidemie sogar auf das Sechsfache zu. Vor allem ältere Menschen, die ihren Zucker nicht selbst messen, sind besonders gefährdet, da eine infektionsbedingte Stoffwechselentgleisung nicht sofort erkannt wird. Allgemein empfiehlt sich darum eine strengere Überwachung der angesteckten Personen und gegebenenfalls eine Intensivierung der Diabetestherapie. Zeichnen sich Organkomplikationen ab, sollte lieber zu früh als zu spät eine Krankenhauseinweisung erfolgen.

Die Beziehung zwischen Diabetes und Magen-/Darmerkrankungen

Eine besondere Anfälligkeit des Magen-/Darmtrakts (viszerale Neuropathie) kann die gesamte Verdauung durcheinander bringen. Die Denervierung (Ausschaltung der Verbindung zwischen Nerv und Organ) in diesem Bereich führt vor allem zu Störungen des Bewegungsvermögens (Motilitätsstörungen) im Magen-Darm-Kanal. Durch verzögerte Magenentleerung werden die Medikamentenaufnahme und – beim insulinabhängigen Diabetiker – das Ess-Spritz-Schema erheblich gestört. Die Dünndarm-Denervierung führt zur bakteriellen Überwucherung und zu Durchfall. Ist zusätzlich der Enddarm betroffen, erfolgen oft unkontrollierte Stuhlabgänge. Ist der Dickdarm betroffen, kommt es zu Verstopfung (Obstipation). Der Betroffene kann Oberbauchschmerzen,

Völlegefühl und morgendlichen Brechreiz verspüren, außerdem kann es bei nicht vorhersehbarer Magenentleerung zu einer schwankenden, unberechenbaren Aufnahme der Kohlenhydrate kommen, und folglich gerät der gesamte Stoffwechsel des Diabetikers aus dem Gleichgewicht.

Die Beziehung zwischen Diabetes und Übergewicht

Die meisten Menschen unter 65 Jahren, die einen Typ-2-Diabetes entwickeln, sind übergewichtig. Es ist daher sinnvoll, dass sich diese Menschen über die Zusammenhänge zwischen Diabetes, Übergewicht und Bewegungsmangel klar werden. Obwohl die Betroffenen beim Erfahren der Diagnose beteuern, dass sie ihren Lebensstil ändern wollen, gelingt dies erfahrungsgemäß nur wenigen. Es reicht ein Zeitraum von drei bis sechs Monaten, um den Erfolg nichtmedikamentöser Maßnahmen zu beurteilen und eine spezifische antidiabetische medikamentöse Therapie einzuleiten.

Bei normalgewichtigen Typ-2-Diabetikern ist der Beginn einer Behandlung mit Sulfonylharnstoffen oder Insulin gleich wirksam. In der Praxis wird aus Kostengründen und wegen der einfacheren Anwendung oft die orale Therapie bevorzugt.

Die Beziehung zwischen Diabetes und Sexualität

Diabetes kann die Sexualität beeinträchtigen und die Unfähigkeit des Mannes zum Geschlechtsverkehr (Impotenz) als Folge haben. Die Libido ist zwar zunächst noch erhalten, aber es ist keine Erektion des Glieds mehr möglich. Es kann aber zu einem so genannten trockenen Orgasmus kommen, einem Samenerguss in die Harnblase (retrograde Ejakulation), durch unterbleibendes Verschließen des Blasenausgangs (Störung der Schließmuskeltätigkeit). Die diabetesbedingte Potenzstörung ist jedoch etwas völlig anderes als die psychisch bedingte Potenzstörung, weil die therapeutischen Konsequenzen unterschiedlich sind. Der Nachweis einer Potenzstörung im Rahmen einer diabetischen Neuropathie ist aufwendig, die Therapie oft unbefriedigend. Operative Eingriffe (z. B. Penisprothesen) sind nur in Einzelfällen und nach äußerst sorgfältiger Abwägung angezeigt. Mit der lokalen Injektion gefäßerweiternder Substanzen, die sich der Diabetiker selbst geben kann, werden recht gute Ergebnisse erzielt. Mit neuen Medikamenten wie z.b. Viagra werden jetzt häufig gute Ergebnisse erzielt.

Neue Aspekte in der Therapie des Typ-1-Diabetes

• Inhalatives Insulin

Für Typ-1-Diabetiker rückt mit dem Insulin, das inhaliert (inhalatives Insulin) oder mittels eines Pflasters durch die Haut hindurch aufgenommen werden kann (transdermales Insulin), vielleicht bald eine spritzenfreie Zukunft in greifbare Nähe. Auch viele Typ-2-Diabetiker stimmen dann voraussichtlich viel eher einer Insulinbehandlung zu. Dies kann ihre Stoffwechseleinstellung verbessern und Folgeschäden vorbeugen.

• Inselzelltransplantation

Seit einiger Zeit erregt ein Operationsverfahren Aufsehen: die Inselzell-Verpflanzung. Die Methode klingt verblüffend einfach: Isolierte humane Organzellen werden in die Lebervene gespritzt, siedeln sich in der Leber an und produzieren wie im Ursprungsorgan Insulin. Ganz so einfach ist die Sache allerdings nicht. Nicht jeder Diabetiker wird dadurch unabhängig von einer Insulintherapie. Aber gibt es Möglichkeiten, die Probleme zu umgehen. Ein erfolgversprechendes Prinzip, das heute mit Hochdruck erforscht wird, ist die Verkapselung (Mikroenkapsulierung), die es ermöglichen soll, die transplantierten Inselzellen vor dem Immunsystem zu schützen.

Typ-1-Diabetikern wird in den rechten Ast der Lebervene (Pfortader) eine Zelllösung mit isolierten Inselzellen, die aus der Bauchspeicheldrüse von toten Organspendern gewonnen werden, gespritzt. Die Zellen lagern sich an den Leber-Sinus (Gefäßbahnerweiterung) an und produzieren dort Insulin. Allerdings werden diese Fremdzellen vom Immunsystem des Körpers erkannt und entsprechend von Antikörpern und T-Lymphozyten (weißen Blutkörperchen, die im Thymus, der Brustdrüse, gebildet werden) attackiert. Darum muss, wie bei jeder Organtransplantation, eine Abschwächung bzw. Unterdrückung der Immunreaktion (Immunsuppression) vorgenommen werden. Bisher wurde die Inselzelltransplantation hauptsächlich bei Diabetikern vorgenommen, die aufgrund einer anderen Organtransplantation – meist eine Niere infolge der diabetischen Schädigung (Nephropathie) – ohnehin eine Immunsuppression benötigten. Heute erscheint die Inselzelltransplantation auch bei Diabetikern als angezeigt, die eine starke Herabsetzung des Blutzuckergehalts (Hypoglykämie) nicht rechtzeitig bemerken und darum häufig ins hypoglykämische Koma fallen.

• **Neue Insulinanaloga**
Mit den schnell und kurz wirksamen Insulinanaloga ist man in der Diabetestherapie dem Ziel, das physiologische Wirkprofil des körpereigenen Insulins nachzuahmen, ein Stück näher gekommen. Die Substanzen können direkt zu den Mahlzeiten gespritzt werden, der bei Verwendung von Insulin erforderliche Spitz-Essabstand muss in diesem Fall nicht eingehalten werden, was auf die schnelle Freisetzung der Substanzen zurückzuführen ist. Das Insulinanalogon wird nach der Injektion wesentlich schneller aus dem unter der Haut liegenden Fettgewebe aufgenommen als Normalinsulin. Ein weiterer Vorteil der neuen Insulinanaloga besteht darin, dass durch die im Vergleich zu Normalinsulin kürzere Wirkungsdauer seltener zu schweren Unterzuckerungen führen.

• **Blutdruckwerte und ihre Kontrolle**
Bei Diabetikern muss der Blutdruck strenger eingestellt werden als bei Nicht-Diabetikern, nämlich auf Werte unter 135/85 mm Hg nach den aktuellen Empfehlungen der Deutschen Hochdruckliga. Die (Weltgesundheitsorganisation (WHO) und US-Gesundheitsorganisationen empfehlen sogar noch strengere

Werte: Wenn der Hochdruck-Diabetiker die notwendige Arzneimittelanwendung nicht verträgt, sollte der Blutdruck unter 120/80 mm Hg gesenkt werden, um eine maximale Prognoseverbesserung zu erzielen.

Neue Aspekte in der Therapie des Typ-2-Diabetes

- **Fortschritte bei der oralen Therapie**
  Im Jahr 2000 sind neue oral einzunehmende Antidiabetika auf den Markt gekommen. Dies sind zum einen die so genannten Insulinsensitizer (Glitazone), zum anderen kurz wirkende Sulfonharnstoffe (Glinide).

- **Zukunftsaspekte der Behandlung**
  Die Frühbehandlung des Typ 2-Diabetes wird künftig, wie auch bei Typ-1-Diabetikern, noch enger als bisher im Sinne einer Vorbeugung und Früherkennung von Risikopatienten stattfinden. Beim Typ 2-Diabetes handelt es sich erwiesenermaßen um ein Wohlstandssyndrom, also letztlich um eine Zivilisationskrankheit.
  Solange eine Verhinderung und Heilung der Volkskrankheit Diabetes mellitus nicht möglich sind, muss alles getan werden, um die diabetischen Folgeschäden, die letztlich die Lebenserwartung des Diabetikers bestimmen, zu vermeiden oder zumindest hinauszuzögern. Dazu ist eine gute Zusammenarbeit zwischen Diabetikern und betreuenden Ärzten erforderlich. Der Diabetiker muss möglichst gut geschult sein, denn Wissen um die Zusammenhänge schafft Motivation. Der motivierte Diabetiker kann dann seine Stoffwechsellage in Zusammenarbeit mit seinem Arzt verbessern und sich über die erreichten Erfolge freuen. Die Diabetes Education Study Group der Europäischen Diabetesgesellschaft hat postuliert, dass Schulung und Entwicklung des Diabetespatienten zur weitestmöglichen Unabhängigkeit vom betreuenden Arzt in den Vordergrund der therapeutischen Bemühungen rücken müssen. Dies bedeutet in Teilen ein Loslassen-Können des Arztes, aber auch eine Übernahme von Verantwortung durch den geschulten Diabetiker.

Informationen und Adressen

Diabetes-Leitlinien

Die Deutsche Diabetes-Gesellschaft (DDG) hat im Juni die ersten fünf von insgesamt fünfzehn Expertenversionen der Diabetes-Leitlinien veröffentlicht – das Ergebnis gemeinsamer Anstrengungen von Wissenschaftlern, Ärzten und anderen diabetologisch Ausgebildeten, von Kostenträgern und Patientenorganisationen. Die Leitlinien sollen die Versorgungsqualität sichern und verbessern sowie helfen, Notwendiges und Überflüssiges zu definieren.

Die Leitlinie empfiehlt jährliche Tests zu Mikro- oder Makroalbuminurie (Eiweißausscheidung im Harn) und Serum-Kreatinin (harnpflichtiges Stoffwechselprodukt, das im Muskelgewebe aus Kreatin gebildet wird), bei Typ-1-Diabetes ab dem fünften Jahr (Kinder ab der Pubertät) und bei Typ-2-Diabetes von der Diagnose an. Eine normnahe Glukoseeinstellung kann Nierenleiden verhindern oder verzögern.

Sensomotorische Neuropathien quälen jeden dritten Diabetiker. Die Behandlung ist schwierig. Neuropathie erhöht das Risiko für das diabetische Fußsyndrom und für Amputationen. Die Symptome können sich zwar innerhalb von Wochen spontan bessern, aber die Diabeteseinstellung muss unbedingt optimiert werden. Der Patient braucht Beratung, auch zur Fußpflege, und muss über die Gefahren des diabetischen Fußes aufgeklärt werden. Akut schmerzhafte Neuropathien und reduzierte Lebensqualität machen die Überweisung zum Diabetologen oder diabetologisch spezialisierten Neurologen, ein diabetisches Fußsyndrom mit Fußulkus die Überweisung zur Fußambulanz oder Klinik erforderlich.

Gefährdet ist auch die Sehkraft: Netzhauterkrankungen treten häufig auf, eine Therapie kann schon im symptomlosen Frühstadium nötig sein. Jedes Jahr erblinden rund 2700 Diabetiker, doch der Augenhintergrund wird nur bei jedem dritten bis fünften jährlich untersucht. Die Leitlinie zählt notwendige Untersuchungen auf und empfiehlt jährliche Kontrollen spätestens ab dem fünften

Krankheits- oder dem elften Lebensjahr bei Typ I-Diabetes, bei Typ II-Diabetes von Anfang an. Da eine rasche Therapieintensivierung die Netzhauterkrankung vorübergehend beschleunigen kann, muss zuvor die Netzhaut untersucht werden.

Die bisher verfügbaren Leitlinien zur Behandlung von Diabetes mellitus können bestellt werden bei der Deutschen Diabetes-Gesellschaft (DDG), Bürkle-de-la-Champ-Platz 1, 44789 Bochum. DDG-Mitglieder zahlen DM 2 pro Heft, alle anderen DM 5. Der Bestellung sollen ein adressierter, frankierter DIN-A-4-Rückumschlag und ein Verrechnungsscheck beigefügt werden.

Der Deutsche Diabetiker-Bund für Aufklärung und Eigeninitiative

Der Deutsche Diabetiker-Bund (DDB) ist mit über 40.000 Mitgliedern die größte und wichtigste Selbsthilfeorganisation für Diabetiker in Deutschland. Er ist wegen Förderung der öffentlichen Gesundheitspflege als gemeinnützig und besonders förderungswürdig anerkannt.

Der DDB ist in 16 Landesverbände und viele Bezirks- und Ortsverbände gegliedert. Seine Mitglieder organisieren sich in Selbsthilfegruppen, wovon es mittlerweile etwa 650 gibt. Gerade die Selbsthilfegruppen des Deutschen Diabetiker Bundes sind ein wichtiger Baustein in der Betroffenenversorgung und -betreuung. Sie bilden ein Bindeglied zwischen den Diabetikern und den medizinischen Fachkräften, wie Ärzten und Diabetesberatern, sowie den Kostenträgern, wie Krankenkassen und Rentenversicherungsträgern. Der DDB vertritt aktiv die Interessen aller Menschen mit Diabetes mellitus, auch im politischen Bereich.

Das Teddi-Projekt

»Teddi« bedeutet »Telemedizinische Beratung und Schulung für Kinder und Jugendliche mit Diabetes mellitus«. Per Fernüberwachung gewinnen jugendliche Typ-1-Diabetiker an Lebensqualität. Die Beteiligten messen regelmäßig mit dem speziellen

Glukometer AccuChek ihren Blutzucker. In das Gerät können noch weitere Daten eingegeben werden, etwa Insulindosis, Kohlenhydratmenge, Sport oder andere Aktivitäten. Diese Daten werden regelmäßig an einen Zentralcomputer am Klinikum München-Bogenhausen geschickt. Möglich macht dies ein Modem, das mit dem Blutzuckermessgerät und einer Telefonbuchse verbunden wird. Das Modem hat nur ein Bedienelement: einen großen runden Knopf. Dessen Betätigung löst den Datenstrom aus. In der Klinik werten Diabetes-Spezialisten die Daten aus. Auf der Grundlage der übermittelten Informationen führt ein Arzt ein- bis zweimal pro Woche ausführliche Beratungsgespräche von 30 bis 60 Minuten Länge mit den Betroffenen. Diese Diabetikerschulung läuft drei bis fünf Monate. In einer Zwischenauswertung wurde eine durchschnittliche Verbesserung des HbA_{1c}-Wertes von 7,8 auf 7,1 erreicht. Die Senkung des Blutzuckers unter den normalen Wert (Hypoglykämie), die im Durchschnitt fünfmal pro Monat auftrat, konnte auf dreimal reduziert werden. Waren früher wegen Komplikationen mehr als 4,1 stationäre Aufnahmen pro Diabetiker und Jahr notwendig, so sind es nach der Beratungsphase nur noch 1,4. Weniger Klinikaufenthalte und weniger Folgeerkrankungen in der Zukunft bedeuten auch weniger Kosten. Vor allem aber bessert sich die Lebensqualität. Das Projekt wird außer vom Unternehmen Roche Diagnostics auch von der AOK Rheinland-Pfalz, dem Land Rheinland-Pfalz und der Deutschen Diabetes-Stiftung unterstützt. Wenn im nächsten Jahr die endgültige Auswertung der Ergebnisse des Projektes vorliegt, ist eine Erweiterung des Vorhabens geplant.

Lexikon der Fachbegriffe

adipös: fettleibig

analog: ähnlich, gleichwertig

Anomalie: Abweichung von der Norm, der Regel

Antigen: Substanz, die vom Organismus als fremd erkannt wird und die Fähigkeit besitzt, eine Immunantwort auszulösen

Antikörper: Abwehrstoffe

Arteriosklerose (»Arterienverkalkung«): Erkrankung der Arterien (Schlagadern) als chronisch fortschreitende Veränderungen der Gefäßwände

Atrophie: Schwund von Organen, Gewebe, Zellen

Autoimmunerkrankung: Krankheit, die durch die Bildung von Autoantikörpern und deren schädigende Einwirkung auf den Gesamtorganismus zurückzuführen ist

autonom: unabhängig, selbständig, nach eigenen Gesetzmäßigkeiten ablaufend / erfolgend

Bakterien: kleinste, einzellige Mikroorganismen, die sich durch Spaltung vermehren

Basisparameter: grundlegende Kenngröße, deren Bestimmung eine Aussage zum Zustand beiträgt (z. B. das Vorliegen einer bestimmten Krankheit wahrscheinlicher macht)

Blutkoagulabilität: Gerinnbarkeit des Blutes

Degeneration: Abweichungen von der Norm im Sinne der Minderwertigkeit; Entartung, Verfall der Zellen als Ergebnis von Stoffwechselstörungen

degenerativ: vom Üblichen abweichend, sich negativ entwickelnd

Denervierung: »Entnervung«, d. h. die teilweise oder totale Trennung eines Organs bzw. Organsystems oder Großhirngebiets bzw. Großhirnkerngebiets von seinen Nervenverbindungen

dermal: die Haut betreffend; **transdermal:** durch die Haut dringend

Dialyse: Blutreinigung mittels einer künstlichen Niere, Blutwäsche, physikalisches Verfahren bei ungenügender oder ausgefallener Ausscheidungsleistung von Schlackenstoffen in den Nieren (evtl. auch in der Leber)

diffus: unscharf begrenzt, zerstreut

Dissoziation: Aufhebung einer Verbindung, Störung des geordneten Zusammenspiels von Muskeln, Organteilen oder Empfindungen

Dysfunktion: Funktionsstörung

EKG: Elektrokardiogramm

Enzym: in der lebenden Zelle gebildete organische Verbindung, die den Stoffwechsel steuert

Epidemiologie: Lehre von der Häufigkeit von Krankheiten und Gesundheitsstörungen sowie von deren Ursachen und Risikofaktoren in Bevölkerungsgruppen

erektil: zur Erektion fähig

Extremitäten: Arme und Beine

Funktion: der einem Organ, einer anatomischen Struktur zugeordnete Geschehensablauf

funktionell: die Funktion betreffend; ohne erkennbare ursächliche anatomische Grundlage (im Gegensatz zu »organisch«)

Furunkulose: sich wiederholendes Auftreten von Furunkeln (Blut-/Eitergeschwüren)

Gastritis: Magenschleimhautentzündung

Genese: Entstehung

Genotyp: das gesamte, bei sexueller Fortpflanzung anteilig von beiden Elternteilen stammende Erbgut eines Organismus

Glukose: (Trauben-) Zucker, wichtiges Monosaccharid, einfaches Kohlenhydrat im menschlichen und tierischen Organismus

Glomerulosklerose: narbige Umwandlung von Nierenkörperchen als Folge von Nierenerkrankungen

Hämoglobin: der rote Blutfarbstoff

Herzinsuffizienz: akutes oder chronisches Unvermögen des Herzens, bei Belastung oder in Ruhestellung den für den Stoffwechsel erforderlichen Blutauswurf aufzubringen bzw. den venösen Rückfall aufzunehmen

Hyperglykämie: erhöhter Zuckergehalt des Blutes

Hyperinsulinämie: hyperglykämischer Schock infolge Insulinüberdosierung

Hypoglykämie: stark herabgesetzter Zuckergehalt des Blutes

Hypertonie: Bluthochdruck, durch erhöhten arteriellen Blutdruck gekennzeichnete Krankheit des Kreislaufsystems

Hypotonie: zu niedriger Blutdruck

Immunabwehr: Fähigkeit des Immunsystems zur Abwehr von Antigenen

Influenza: Grippe

Inhalation: Einatmung von fein zerstäubten Teilchen in die Atemwege unter Ausnützung des natürlichen (Ein-)Atmungsvorgangs

Injektion: Einspritzung von Arzneimitteln, Blut oder einer Lösung

Insulin: durch die Bauchspeicheldrüse (Pankreas) abgesondertes Hormon, auch gentechnisch herstellbar (Humaninsulin)

Insulinanalogon: etwas dem Insulin Gleichwertiges

Kapillare: feinste Verzweigungen der Blut- und Lymphgefäße

Katarakt: grauer Star; Trübung der Augenlinse

Kohlenhydrat: hochwertige Energielieferanten und Baustoffe, aus Kohlen-, Wasser- und Sauerstoff zusammengesetzte organische Verbindungen, die im Körper einer raschen Verwertung unterliegen, hochwertige Energielieferanten

Koma: ein plötzlicher Stoffwechselzusammenbruch mit Bewusstlosigkeit

kontinuierlich: fortdauernd, unaufhörlich

Koronar: kranzförmige Gefäße, d. h. die Koronarien (Arterien) betreffend (z. B. des Herzens: Herzkrankgefäße)

Labilität: Instabilität, leichte Wandelbarkeit, Hinfälligkeit; **Labilisierung:** Verursachung von Instabilität

latent: verborgen, symptomlos

Libido: die mit dem Sexualtrieb verbundenen psychischen Erscheinungen; die allen psychischen Äußerungen zugrunde liegende Energie; **sexuelle Libido:** Kraft, mit welcher der Sexualtrieb auftritt

Lokalisation: örtliche Lage, Ortsbestimmung

Lymphozyten: im lymphatischen Gewebe entstehende, außer im Blut auch in der Lymphe und im Knochenmark vorkommende weiße Blutkörperchen

Makro...: groß...

Makula: kleiner Fleck auf der Netzhaut; Makulopathie: Degeneration der Netzhaut

Manifestation: Erkennbarwerden einer Erkrankung (im Gegensatz zu »latenter« Erkrankung)

metabolisch: den Stoffwechsel betreffend, siehe »Stoffwechsel«

Mikro...: klein, geringfügig

Mikroalbuminurie: geringfügige Ausschüttung von Eiweißen in den Urin

Mikroangiopathie: einengende Veränderung kleiner und kleinster Arterien (Schlagadern)

Motilität: Bewegungsvermögen

Nephropathie: Nierenschädigung

Neuro...: das Nervensystem betreffend

Nireninsuffizienz: Nierenversagen

Optimierung: Verbesserung

oral: durch den Mund

Pankreas: Bauchspeicheldrüse

pathogenetisch: Krankheiten hervorrufend

pathologisch: krankhaft

Pathophysiologie: Lehre von den krankhaft gestörten Lebensvorgängen und deren Entstehung

peripher: zur Körperoberfläche hinführend, im äußeren Körperbereich

pharmakologisch: Heilmittel betreffend

Physiologie: Wissenschaft von den normalen (nicht krankhaften) Lebensvorgängen

Polyneuropathie: nichtentzündliche, durch verminderte Durchblutung infolge von Gefäßveränderungen auftretende Erkrankung der peripheren (zur Körperoberfläche hinführenden) Nerven

postprandial: nach der Mahlzeit

Prädisposition: eine Erkrankung begünstigender Zustand; Bereitschaft für ein krankhaftes Geschehen aufgrund konstitutioneller (anlagebedingter) Faktoren

Prognose: Vorhersage

prophylaktisch: vorbeugend

Psychosomatik: griech. *psyche:* Seele, *soma:* Körper) Lehre von der Bedeutung seelischer Vorgänge für die Entstehung und den Verlauf körperlicher Krankheiten

Remissionsphase: Abschniit eines vorübergehenden Nachlassens chronischer Krankheitszeichen, jedoch ohne Erreichen des Genesung

Resorption: die Aufnahme von Wasser und gelösten Stoffen durch lebende Zellen

Retinopathie: nichtentzündliche Netzhauterkrankung

retrograd: zeitlich (oder örtlich) zurückliegend, verzögert eintretend

sensorisches System: die nervlichen Strukturen für Aufnahme, Weiterleitung und Verarbeitung von Informationen über die Umwelt durch die Sinnesorgane

Sinus: Gefäßbahnerweiterung

Stoffwechsel (Metabolismus): die Gesamtheit der lebensnotwendigen bio-chemischen Vorgänge beim Aufbau, Umbau und Abbau des Organismus bzw. beim Austausch von Stoffen zwischen Organismus und Umwelt

Substanz: Stoff

Suppression: Hemmung der Funktion einer hormonbildenden Drüse

Syndrom: Krankheitsbild, das sich aus dem Zusammentreffen verschiedener charakteristischer Symptome ergibt

toxisch: giftig

Transplantation: Verpflanzung

Ulcus: Geschwür

Virus: Krankheitserreger, die sich nur in lebenden Zellen vermehren

vaskulär: die Blutgefäße betreffend

Literatur

Ärzte-Zeitung
Balint, Michael (1970): Der Arzt, sein Patient und die Krankheit. S. Fischer, Frankfurt a. M.
Berger, W./Gries, F. A. /Koschinsky, T, Toeller, M. (1984): In: Siegenthaler, W./Kaufmann, W./Hornbostel, H./Waller, H. D. (Hrsg), Lehrbuch der Inneren Medizin. Thieme, Stuttgart
Bleuler, Manfred (1954): Endokrinologische Psychiatrie. Thieme, Stuttgart
Brogesn, C. H./ Lenmark, A. (1982): »Islet Cell Antibodies in Diabetes«, in: Johnston, D.C./Alberti, K. G. M. M. (Hrsg.), Clinics in Endocrinology and Metabolism 11: 409–430
Bräutigam, Walter/ Christian, P. (1973): Psychosomatische Medizin. Thieme, Stuttgart
Faude, Joachim: Psychotherapie für Patienten mit Diabetes mellitus – die Dimension des Unbewussten
Felzer, Peter Erik (1996): Diabetes-Folgeerkrankungen – Gefahr für Auge, Herz, Niere und Fuß. Medizin Forschung und Praxis – Das Wissenschafts-Journal der Ärzte-Zeitung,
Kunigk, Falk (2000): Was gibt es Neues bei der Therapie von Diabetikern? Medizin heute 10/2000, S. 14
Peseschkian, Nossrat (1979): Der Kaufmann und der Papagei., Fischer Taschenbuch Verlag, Frankfurt a. M. (26. Auflage 2001)
Peseschkian, Nossrat (1993): Psychosomatik und Positive Psychotherapie. Fischer Taschenbuch Verlag, Frankfurt a. M. (5. Auflage 2001)
Peseschkian, Nossrat/Boessmann, Udo (1998): Angst und Depression im Alltag. Fischer Taschenbuch Verlag, Frankfurt a. M. (4. Auflage 2001)
Sachse, Günther (1998): Diabetes   Ursachen und Therapien. C. H. Beck, München
Sachse, Günther: Praktische Diabetologie – Diagnostik und Therapie in Klinik und Praxis. F. K. Schattauer, Stuttgart (3. Auflage 1998)
Uexküll ,Thure von (1986): Psychosomatische Medizin, Urban & Schwarzenberg, München/Wien/Baltimore (5. Auflage 1996)

Sachverzeichnis

A

ACTH s. Hormon,
adrenokortikotropes
Adaptionskrankheit 34
Adipositas s. Übergewicht
Adrenalin 20
Adressen 160 ff
Aktualkonflikt 35, 125
Alkohol 102 ff
– Bedeutung 102
– Fragebogen 103 f
– Motive 102 f
Alkoholkranker, körperlicher
Bereich 103
Allergie 83 ff
– Beschwerden 83
– Fragebogen 85 f
– Motive 84
Alltag, Ärger 29
Alltagsleben, Missverständnisse 128 ff
Angst 14, 71 ff
– Asthmaanfall 80
– Beschwerden 72
– Fragebogen 76 ff
– Grundformen 74
– Motive 73 f
– neurotische 14
– Sprachbilder und Volksweisheiten 71
Ansatz, positiver 44
Ärger 29

Aspekt, positiver 43
Asthma bronchiale 79 ff
– – Beschwerden 79
– – Fragebogen 81 f
– – Motive 79 f
Asthmaanfall 80
Atemsyndrom, nervöses 80
Atemwegsinfekt, Fallbeispiel
64 ff
Atmungsbeschwerden,
nervöse 79 ff
– – Beschwerden 79
– – Motive 79 f
Augenhintergrund, Kontrolle
160

B

Balance-Modell 60, 122
Bauchspeicheldrüse 19
Behandlung, medikamentöse
134
Beobachtung, Fallbeispiel
56, 59
Beobachtung/Distanzierung
47, 50
Beobachtungskalender
142 ff
Beschwerden, positive
Deutung 13, 109 f
Beteiligung, emotionale,
Aktivierung 28

Beziehung, aktuelle und
   frühere 125
Bindehautentzündung 99
Blasenentzündung 105
Blasenkatarrh 105
Blasenstein 105
Blutdruckwerte und Kontrolle
   159
Bluthochdruck s. Hypertonie
Blutunterdruck s. Hypotonie
Blutzuckerspiegel
   – normaler 18
   – Senkung 19
Brief schreiben 133

C

Cortisol 34

D

Defizit, emotionales 122
Denken, transkulturelles
   43
Depression 71 ff
   – Fragebogen 76 ff
   – Grundformen 74
   – Motive 73 f
   – neurotische 72
   – reaktive 72
   – Sprachbilder und Volksweis-
      heiten 71
   – symptomatische 73
   – verkappte 73
Deutscher Diabetiker-Bund
   161

Diabetes mellitus
   – – Beschwerden 18 f
   – – Entwicklung aus der
      Sicht der Positiven Psycho-
      therapie
   Selbsthilfeanteil 18 ff
   – – Formen 150 f
   – – Fragebogen 21 ff
   – – – Beruf/Leistung 23
   – – – Kontakt 24 f
   – – – Phantasie/Zukunft 25 f
   – – Krankheitsursachen 17
   – – medizinischer Standpunkt
      17
   – – neue medizinische
      Aspekte 150 ff
   – – und Neurologie 153
   – – Physiologie 18
   – – psychosomatische Sicht
      17
   – – psychovegetative und
      psychische Symptome,
      Fallbeispiel 55 f
   – – Sprachbilder 18
   – – Symptomatik 17 f
   – – Ursachen 150 f
Diabetes-Behandlung,
   Bereiche 21
Diabetiker
   – Lebensalltag, Ist- und
      Soll-Wert 113 f
   – Tagesablauf 115 ff
Distanzierung, Fallbeispiel
   56, 59
Distress 34
Durchschlafstörung 95

E

Ehrlichkeit 128 ff
– Bedeutung 129
– Reaktionstypen 130
Einschlafstörung 95
Energie und Zeitaufwand,
 Anteil 141
Energieaufwand ohne
 Zielsetzung 140
Energieplan 141
Energiereserven 140
Energieverteilung, ungleiche
 123
Entfaltung 129
Entspannungsmethoden,
 Anwendung 135 ff
Entwicklung, depressive 72
Ereignis
– äußeres 35
– tagtägliches 36
Erfahrung, erste 126
Erfolg 129
Erkenntnisfähigkeit 45
Erkrankung
– psychosomatische 29
– – Entstehung 31 f
– – Faktoren 33
– urologische 105 ff
– – Fragebogen 106
– – Motive 105 f
Ermutigung
– paradoxe 52
– situative 47, 132 ff
– – Fallbeispiel 58, 62 f
– – Selbsthilfe 52
Essen, symbolischer Wert 69
Eustress 34

F

Fähigkeit, primäre und
 sekundäre, Verzeichnis 45
Fallbeispiele 55 ff
Fluchtmechanismus 74
Fluchtreaktion 48
Fragebogen
– Alkohol 103 f
– Allergie 85 f
– Angst 76 f
– Asthma bronchiale 81 f
– Depression 76 ff
– Diabetes mellitus 21
– Hauterkrankung 85 f
– Hörstörung 100
– Hypertonie 88 f
– Hypotonie 88 f
– Kopfschmerzen 92 f
– Migräne 92 f
– Nikotin 103 f
– Schlafstörung 97 f
– Sehstörung 100 f
– Situationskontrolle 51
– Übergewicht 70 f
– urologische Erkrankung
 106 f
Furcht 72
Fußsyndrom, diabetisches
 153 f
– – Sterblichkeit 153
– – Vorbeugung 154

G

Geduld 13
Gegenkonzept 147

Geschichte
– Fragen 112
– Funktion 112
– als Hilfe zum Standort-
wechsel 111 f
– orientalische 11 f, 16, 43
– – Der Prophet und die
langen Löffel 148 f
– – Die drei Fische
– – – goldenen Zeltnägel 111
– – – Heilung des Kalifen 27
– – – Wahl zwischen Kuh und
Tränke 31
– – – zerbrochene Schale 33
– – Es fällt kein Meister vom
Himmel 108
– – Gib du ihm deine Hand 49
– – Paracelsus und die Ärzte
54
Gesundheit, Definition 14
Gewichtsabnahme, schnelle
69
Grippeimpfung 155
Grundkonflikt 125 f

H

Harnblasenentzündung 105
Harnröhrenentzündung 105
Hautausschlag 84
Hauterkrankung 83 ff
– Beschwerden 83
– Fragebogen 85 f
– Motive 84
Höflichkeit 128
– Bedeutung 129
– Reaktionstypen 130

Hormon, adrenokortikotropes
20
Hörstörung 98 ff
– Beschwerden 99
– Fragebogen 100 f
– Motive 99
– Sprachbilder und Volks-
weisheiten 99
Humor als Hilfe zum
Standortwechsel 111
Hyperthyreose s. Schild-
drüsenüberfunktion
Hypertonie 86 ff
– Beschwerden 87
– Fragebogen 88 f
– Motive 87
– Sprachbilder und Volksweis-
heiten 86
Hypothyreose s. Schilddrüsen-
unterfunktion
Hypotonie 86 ff
– Beschwerden 87
– Motive 87 f
– Sprachbilder und Volksweis-
heiten 86

I

Immunabwehr, geschwächte
155
Immunsystem 155
Impotenz 156
Informationen 160 ff
Inselzelltransplantation 157 f
Insulin, inhalatives 157
Insulinanaloga, neue 158
Interaktionsmodell 63 f

Intervalltraining 139
Inventarisierung 47, 51
– Fallbeispiel 56 f, 61
Ist-Wert 113 f

K

Kind
– erste Erfahrung 126
– gesundes 151
Kleinigkeiten 35, 120
Kommunikation, einge-
    schränkte 129
Konflikt 30
– Fragen 36 f
– Lappalie 36
– Situationsbeschreibung 50
Konfliktbereiche 32
Konfliktmodell 35
Konfliktverarbeitung, Formen
    46 f, 122
Konfliktverarbeitungsmodell,
    fünfstufiges 63
Konflikt-Visualisierung 132 f
Kontakt, sozialer, Rückzug
    110
Kontrolle, soziale, Krankheit
    40
Konzept
– meines Lebens 147
– positives 75
Kopfschmerzen 89 f
– Beschwerden 90
– Fragebogen 92 f
– Motive 90 f
– Sprachbilder und Volks-
    weisheiten 90

Körper-Seele-Problem 28 f
Kraft 140 ff
Krankheit
– Definition 14
– Kulturkreis 40
Krankheitsbild, psychoso-
    matisches, Zusammenhang
    mit Diabetes mellitus 68 ff
Kritik 129

L

Lappalie 35 f
Lebenserwartung, optimale
    150
Lebensweisheiten als Hilfe
    zum Standortwechsel 111 f
Leidensdruck 12
Leistungsdruck, Kopf-
    schmerzen 91
Leistungsprinzip,
    Überbetonung 122
Liebesfähigkeit 44
Life-event 35, 120
Luftverschmutzung 80

M

Macht 129
Magen-/Darmerkrankung
    155 f
Magenentleerung, verzögerte
    155 f
Makroalbuminurie, Test 160
Makrotrauma 120
Managerkrankheit 33

Medikament, Einnahme 134
Menschenbild, positives 109
Migräne 89 ff
– Fragebogen 92 f
– Motive 90 F
– Sprachbilder und Volks-
    weisheiten 90
Migräneanfall 90
Mikroalbuminurie, Test 160
Mikroangiopathie 152
Mikrotrauma 120
Mikrotraumentheorie 43
Missverständnisse
– Alltagsleben 128 ff
– Unterscheidung 128
Monologisierung 129

N

Nephropathie, diabetische
    152
Nervenleitgeschwindigkeit,
    Messung 154
Nervenschmerzen 153
Netzhauterkrankung,
    Kontrolle 160
Niere und Diabetes 152 f
Nikotin 102 ff
– Fragebogen 103 f
Noradrenalin 20

O

Ohrrauschen, Fallbeispiel
    64 ff

P

Parabel 111
Phobie 72
Polyneuropathie, diabetische
    153
Positive Psychotherapie
– – die drei Säulen 44 ff
– – fünf Stufen 49 ff
– – fünfstufiges Vorgehen 46 f
– – Konzept 38 f
– – Schwerpunkt 44
– – und Selbsthilfe,
    Argumente 43 f
– – spezielle Techniken 109 ff
– – Thesen 12 ff
Progressive Muskelentspan-
    nung nach Jacobson 135 ff

R

Retinopathie, diabetische 152
Risikoschwangerschaft 152
Rückenverspannung, Fall-
    beispiel 64 ff

S

Schilddrüsenerkrankung 93 ff
– Motive 94 f
Schilddrüsenüberfunktion 93 f
Schilddrüsenunterfunktion 93
Schlafstörung 95 ff
– Beschwerden 95
– Fallbeispiel 64 ff
– Fragebogen 97 f

– funktionelle, Kindheit 96
– Motive 96
Schlüsselkonflikt 128
Schuhe 154
Schwangerschaft und Diabetes 151 f
– – beginnende diabetische Folgeschäden 152
Schwitzanfall, Fallbeispiel 64 ff
Sehfähigkeit, starke Einschränkung und depressive Störung, Fallbeispiel 59
Sehkraft, Kontrolle 160
Sehstörung 98 ff
– Beschwerden 99
– Fragebogen 100 f
– Motive 99
– Sprachbilder und Volksweisheiten 99
Selbsthilfe
– Anregung 30
– Argumente 43 f
– fünf Stufen 49 ff
– fünfstufiges Vorgehen 46 f
Selbstideal, übersteigertes 122
Selbstkontrolle 113
Serum-Kreatinin, Test 160
Sexualität 156 f
Sicht, ganzheitliche 12 f
Situationskontrolle
– Fragebogen 51
– Liste 38
– Lösung 37 f
Soll-Wert 113 f
Sprachbilder als Hilfe zum Standortwechsel 111
Sprachlosigkeit 52

Star
– grauer 99
– grüner 99
Stress
– Beschwerden und Physiologie 34
– emotionaler 34
– Mindestmaß 35
Stressbewältigung, positive 33 f, 36
– – praktische Konsequenz und Selbsthilfe 36 f
Stressoren
– persönliche, Skala 42
– Skala 41 f
Symptom und Konflikt, Aufklärung 31 f

T

Tagesplan, Fallbeispiel 116 ff
Taschenkalender, für Patient und Familie 142 ff
Tatsächliches 43
Teddi-Projekt 161 f
Therapieansatz, psychosomatischer 17 ff
– – Definition 17
Therapiestufen
– Ablauf 49
– Beobachtung/Distanzierung 50
– Inventarisierung 51
Training zur Organvisualisierung 132
Trainingskalender 142

Traum, Bedeutung 112
Trinkverhalten, Alkohol 103
Typ-1-Diabetes 150 f
– neue Aspekte in der
  Therapie 157 f
Typ-2-Diabetes 151
– neue Aspekte der Therapie
  159 f

U

Übergewicht 68 f
– Beschwerden 68
– Fragebogen 70 f
– Motive 69
Unentschlossenheit 131
Ursache, seelische 28

V

Verbalisierung 47
– Fallbeispiel 58, 63 f
– Selbsthilfe 52 f
– Technik 146 f
Vergangenheit, Reise in die
  125 f
Verletzung, seelische, immer
  wiederkehrende 43
Verschlusskrankheit, arterielle
  154

Verstopfuung 156
Viagra 157
Vorbild 125
Vorbilddimension 57
– Fragen 126 f
– der Liebesfähigkeit 126
– Untersuchung 125
Vorbildfunktion 51
Vorgegebenes 43
Vorgehen
– inhaltliches 46
– positives 38

W

Wankelmut 130
Willensstärke 34
Wissen ist Macht, Sehen ist
  Allmacht 11 f
Wochenplan 118
Wochenplan-Checkliste 119

Z

Zeitgestaltung, Typen 115
Zeitplan 115
Zielerweiterung 47 f
– Fallbeispiel 59, 64
– Selbsthilfe 53
Zivilisationskrankheit 33

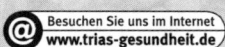
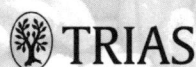

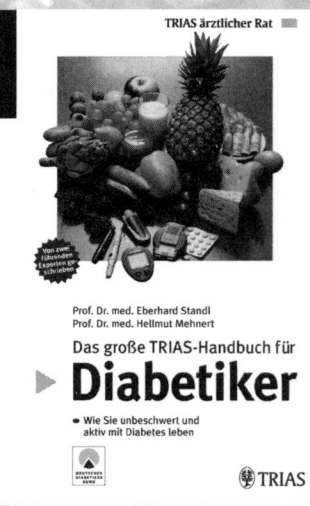
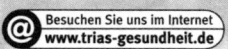
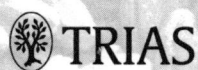